RECHERCHES

SUR LES

OPHTHALMIES PURULENTES.

RECHERCHES

SUR LES

OPHTHALMIES PURULENTES,

PAR

le Dr F. D'ARCET,

ex-Chirurgien interne des hôpitaux de Paris,
Membre correspondant de l'Académie royale des Sciences de Turin,
Chevalier de la Légion d'honneur.

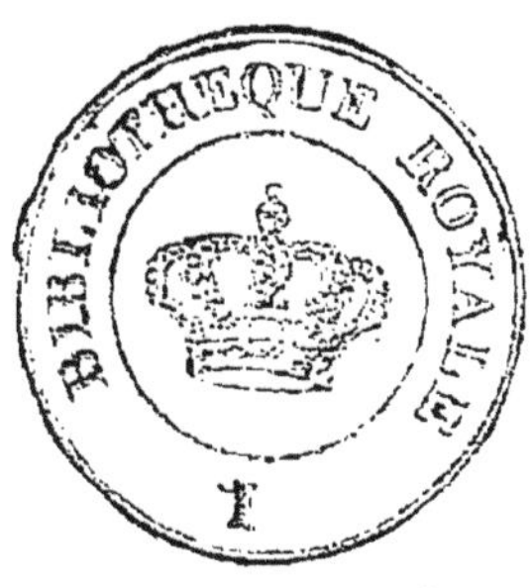

PARIS.

RIGNOUX, IMPRIMEUR DE LA FACULTÉ DE MÉDECINE,
rue Monsieur-le-Prince, 29 *bis*.

1844

Ces maladies sont anciennes dans l'histoire du monde et dans celle des hommes. L'antique Égypte et l'Asie en subissaient les atteintes, et sous les Pharaons, comme de nos jours, elles décimaient les populations errantes aussi bien que les populations des villes. L'histoire est là pour attester les craintes des conquérants qui se succédèrent en Égypte : Cyrus, Cambyse, Alexandre, virent leurs armées frappées par ce fléau.

Les Romains redoutaient le climat de l'Égypte, surtout à cause de la propriété qu'ils lui reconnaissaient d'attaquer les yeux; et Louis IX ramenant aux Quinze-Vingts 300 aveugles de l'expédition d'Égypte, atteste assez quels étaient les ravages que l'ophthalmie continuait à répandre en ces contrées (1). C'est encore au même foyer de contagion que, cinq cents ans plus tard, d'autres soldats français sont allés puiser le même mal.

Si la tradition populaire ou historique a conservé le souvenir de ces malheurs, la science n'est

---

(1) Florio, p. 72.

pas restée muette, et l'art, de tout temps, s'est efforcé de les conjurer.

Les médecins antiques avaient observé ces maladies et avaient déjà entrevu quelques-unes de leurs causes; ils en avaient soupçonné l'étiologie. Plus tard, à la renaissance, et dans les temps qui suivirent, ces travaux furent continués ; mais ce n'est guère que depuis le commencement de ce siècle que des études suivies et régulières furent entreprises sur ces maladies. Les mouvements militaires qui s'accomplissaient en Europe, en Afrique et en Asie, fournirent l'occasion d'observer quelques-unes des formes de ces ophthalmies purulentes ; les autres durent l'étude dont elles furent l'objet aux travaux scientifiques, qui se perfectionnèrent, et surtout au développement des travaux ophthalmologiques de notre époque.

Hippocrate déjà signale des ophthalmies dépendant du changement des saisons ou des variations de l'atmosphère (1).

---

(1) « Quod ad anni tempora, si quidem hyems sicca et aquilonia « fuerit, ver autem pluviosum et australe, æstate necesse et febres « acutas oriri, et ophthalmias et dysenterias maxime autem mulie- « ribus, et viris natura humidis. » (*Aphor.*, sect. iii, aph. 11.)—« Si « vero hyems australis et pluviosa et placida fuerit, ver autem sic- « cum et aquilonium, ophthalmiæ siccæ oriuntur. » (Sect. iii, aph. 12.) — Plus loin : « Si vero aquilonius et sine pluviis fuerit « autumnus, iis quidem qui natura sunt humidi ... commodus « erit : reliquis vero ophthalmiæ ruunt siccæ. » (Sect. iii, aph. 14.)

Galien assure qu'il y a des ophthalmies qui se communiquent par contagion, comme la peste (1); Celse n'est pas moins explicite (2); Plutarque parle d'affections oculaires de nature contagieuse; Rabbi Mosès (3), Rhazès (4) et Boricelli (5), pensent que la contagion peut s'effectuer à distance au moyen de l'air.

Sylvius (6), Boerhaave (7), et d'autres auteurs anciens, vont même jusqu'à croire qu'il suffit de jeter un seul regard sur un œil affecté pour contracter la maladie.

Selon Benedictus Faventius, la matière conta-

---

(1) « Et quidem quod aeris pestilens status febrem afferre con-
« suevit, nemo sanæ mentis dubitavit, sicuti et pestilenti morbo
« laborantium conversatio periculosa, ne inde contagium contra-
« hatur quemadmodum ex scabie et lippitudine. » (*De Differentiis febrium*, lib. i, cap. 2.)

(2) « Pejus etiamnum est, ubi pituita pallida aut livida est,
« lacryma calida et multa profluit, caput calet, a temporibus ad
« oculos dolor pervenit, nocturna vigilia urget, siquidem sub his
« oculus plerumque rumpitur. » (Celse, lib. vi, cap. 6.)

(3) « Oculi ejus qui nullo tempore vidit ophthalmiam, cum
« primo inspicit eam, humiditate replentur et cum prolongatur
« in inspectione ipsius, accidit eis ophthalmia. » (*Aph. secundum doctrinam Galeni*, 24.)

(4) « Ægritudo etiam oculorum de uno ad alium, si eum intui-
« tus fuerit, transit. » (*De Remed.*, lib. iv, cap. 24.)

(5) « Multa observatione animadverti ophthalmiam sive lippi-
« tudinis morbum quandoque contagiosum esse et solo perinde
« aspectu ab hominibus contrahi. »

(6) *Opera omnia*, Comm. in lib. prior. Galeni *de Diff. febr.*, cap. 3.

(7) *De Morborum nervorum*, t. ii, *de Sympat.*

gieuse se répand dans l'air et va se déposer sur les yeux des individus qui approchent le malade (1). Petrus Forestus décrit une ophthalmie qui régna épidémiquement pendant trois mois, en 1565 (2).

Hyeronimus Mercurialis (3) , Plempius, Sennert (4), A. de Tralles (5), Oribase (6), Aetius (7), Paul d'Egine (8), Serapion (9), Damascenes (10), Avicenne (11), F. Hoffmann (12), Huxham (13) et Walentius (14), signalent positivement l'existence d'ophthalmies épidémiques contagieuses.

---

(1) « Ab oculis lippientibus quid putridum expirare, quod aerem « eis circumfusum eadem qualitate inficit, qui aer ab oculis « intuentibus receptus eosdem contagiosa lippitudine afficit. » (*Prax.*, t. I, sect. II, cap. 2.)

(2) « Erat autem hæc ophthalmia quasi contagiosa ut si quis « ophthalmicos istos intueretur, mox eodem malo corriperetur. » (*De Morb. ocul. et palp.*, lib. XI, obs. 4.)

(3) « Ophthalmiam ideo esse contagiosam, quia spiritu affecti « contaminati sunt, qui cum tangunt oculos sanos inficiunt ipsos. » (*Prax.*, lib. I, cap. 38.)

(4) « Est quoque contagiosa ophthalmia quædam, Galeno teste; « sparsa enim oculorum semina contagionis putridæ, ob naturæ « cognationem, spiritus humoresque oculorum sanorum simili « tabe inficiunt ac contaminant. »

(5) *De Arte medica*, lib. II.

(6) *Synopsis*, lib. II, *de Collyriis*.

(7) Tetrabili, sermo III.

(8) *De Re medica*, lib. III, cap. 22, *de Oculorum morbis*.

(9) Tract. II, cap. 1.

(10) *Decapolitani inter arabos auctoritatis medic.*, lib. IV, cap. 1.

(11) *De Dispositionibus oculorum*.

(12) *Thèse pathol.*

(13) *Opera omnia*, t. I.

(14) *Miscell. nat. curios.*

Monro relate l'histoire d'une épidémie de cette espèce, qui régna en 1766 dans l'armée anglaise. En Finlande, les troupes russes en ont été souvent atteintes (1).

Comme nous l'avons vu au commencement de ce chapitre, l'ophthalmie purulente a toujours régné en Égypte; Prosper Alpin est le premier qui l'ait décrite sous le nom d'ophthalmie égyptienne (2).

Larrey, Desgenettes, Wood, Clot-Bey, Perron, Bulard, en ont fait le sujet de travaux importants; et la commission médicale envoyée en Égypte pour observer la peste, et dont j'avais l'honneur de faire partie, vit deux de ses membres, MM. Pariset et Guilhou, au moment de perdre la vue à la suite de cette maladie, qui les saisit pendant un voyage sur le Nil, et au milieu des circonstances hygiéniques les plus favorables en apparence.

L'ophthalmie épidémique d'Europe ressemble tellement à celle d'Égypte, qu'à l'exemple de beaucoup d'auteurs, de MM. Mackenzie (3) et Laugier (4) entre autres, je compte les réunir dans une même description.

------

(1) *Journal du département de médecine du ministère de la guerre;* Saint-Pétersbourg, 1re partie, n° 1.

(2) « Eo enim anno tempore e centum hominibus quinquaginta « saltem lippientes observantur. » (Prosp. Alpin., *de Medicina Ægypt.*, lib. 1, cap. 14, p. 52; Lugd. Bat., 1718.)

(3) *Traité pratique des maladies des yeux*, p. 299.

(4) *Dictionn. de méd.*, t. v, p. 331.

Enfin, depuis le commencement de ce siècle, les maladies purulentes se sont montrées dans mille endroits différents, sévissant sur les populations, sur les troupes, trouvant la prophylaxie impuissante, et l'art presque désarmé. Leur étiologie échappe, comme la plupart des étiologies, aux investigations des hommes les plus habiles; le caractère épidémique fut seul à peu près saisi, et si la contagion ou la spontanéité furent vivement controversées, les médecins s'accordent à admettre maintenant qu'il y a certains climats et certaines conditions atmosphériques auxquels paraissent se rattacher les causes et l'existence de ces dangereuses maladies. Voilà déjà qu'elles revêtent un caractère spécial, le caractère endémique; nous les verrons bientôt en revêtir un autre non moins marqué.

Les documents et les faits me manquent pour tracer une histoire distincte des autres ophthalmies purulentes, qui durent se mêler et se confondre avec celles dont je viens de parler : l'une, en effet, se lie à l'histoire même des écoulements blennorrhagiques et vaginaux, maladies dont les plus anciennes traditions ont consacré l'existence; l'autre, sévissant sur les enfants, peut être considérée comme ayant une double étiologie, dont l'une serait vénérienne, je ne veux pas dire syphilitique, et l'autre endémique ou épidémique.

On conçoit facilement que la similitude des symptômes et de la marche, l'identité quelquefois même complète qui existe entre ces trois affections, ont dû les faire souvent confondre ensemble et réunir dans une même observation.

Mais si l'étiologie de ces affections se mêla aux doctrines médicales les plus élevées, à l'épidémie, à la contagion, à l'endémie, à l'infection, à la métastase ; si leur nature, leur forme, leur entité, furent controversées, les mêmes dissidences régnèrent au sujet de leur anatomie pathologique, du produit de leur sécrétion, et jusqu'à leur similitude entre elles : aux unes, on ne reconnaissait que le caractère phlegmasique ; aux autres, on accordait des propriétés spécifiques ; l'unanimité n'était acquise que sur le danger qu'elles entraînaient.

La phlogose devait, en s'appliquant à des membranes muqueuses, revêtir des caractères spéciaux ; elle devait développer en elles des accidents particuliers, et imprimer une physionomie propre à ces maladies : c'est en effet ce qui a eu lieu ; je veux parler de la purulence et du principe contagieux.

On croyait autrefois que le pus n'était que le produit de l'ulcération, et qu'il fallait nécessairement une perte de substance pour que du pus véritable fût produit ; et cependant, sous l'empire de ces idées, on appelait déjà du nom de *purulentes* ces maladies où on ne remarquait aucune perte de substance.

Hunter avança que les membranes muqueuses pouvaient produire du pus sans être ulcérées, et le présent justifia le passé. Les travaux modernes ont placé la vérité entre les deux, l'analyse et le microscope ayant démontré que le liquide caractéristique des maladies dont nous parlons n'est ni du pus ni du mucus, mais qu'il est composé de l'un et de l'autre, et qu'il est à la fois, comme dit M. le professeur P. Bérard, *pus et mucus.*

Quoi qu'il en soit, trop peu d'intérêt se rattache à cette question de connaître la nature intime du produit sécrété par la conjonctive malade, pour que je m'y arrête davantage; je passe à un autre caractère de ces maladies.

Sont-elles contagieuses? sont-elles transmissibles d'individu à individu par inoculation?

Oui, tout le prouve, et rien ne me serait plus facile que d'accumuler les faits et de démontrer jusqu'à l'évidence cette proposition :

Toute ophthalmie purulente est le plus souvent contagieuse.

L'hypothèse tiendra peu de place dans ce qu'il me reste à dire à ce sujet, l'observation parlera surtout.

Parmi les produits phlegmasiques ou non des maladies, à l'exception de ceux qui ont un caractère connu de spécificité, comme la syphilis, le charbon, la morve, nous ne voyons guère que les produits des muqueuses enflammées revêtir une tendance à la contagion directe : ainsi, le pus phlegmoneux ne s'inocule pas, il faut arriver aux sécrétions muqueuses, altérées par l'inflammation des membranes qui les produisent, pour voir souvent revêtir à ces produits de sécrétion des propriétés contagieuses ; ainsi, le muco-pus de l'urèthre agit sur la muqueuse de vagin et réciproquement ; ces deux produits à leur tour amènent des ophthalmies, des otorrhées, et nous voyons donc ainsi apparaître dans les produits de sécrétion des muqueuses enflammées un caractère spécial, saillant, original, savoir, l'aptitude à se transmettre par le contact. Cette étude éclaire, il me semble, notre sujet, et quand nous y ajouterons tous ces faits pratiques, toutes ces observations, toutes ces expériences, qu'il va falloir invoquer en étudiant plus tard les ophthalmies purulentes proprement dites, nous verrons, j'espère, ressortir en tout son jour la vérité de cette proposition que j'émettais il y a un instant :

Toute ophthalmie purulente est le plus souvent contagieuse.

Si maintenant nous jetons un coup d'œil rapide

sur les dangers de cette maladie, nous verrons que si elle est rarement mortelle, elle entraîne à sa suite tant de maux, tant d'altérations graves et permanentes dans les fonctions de l'œil, qu'elle constitue un véritable fléau.

Lors de l'expédition d'Égypte, en 1798 et 1799; à Malte, en 1802; à Gibraltar, en 1802; à l'île d'Elbe, en 1803; en Sicile, en 1806; à Vienne, à Padoue, à Parme, à Reggio, en 1808; en Espagne, à la même époque; en Hongrie, en Angleterre, en 1810; dans les hôpitaux de Celti et de Kilmanghiann, elle fit de tels ravages que 2,307 individus avaient complétement perdu la vue; un nombre plus considérable était borgne (1). En Belgique, Jungken nous apprend qu'en 1834 on compta 4,000 aveugles et 10.000 borgnes (2). Devant revenir sur ces détails quand je m'occuperai spécialement de l'ophthalmie purulente des armées, de ses causes, de son histoire et de son pronostic, je n'en dirai pas davantage, voulant seulement faire voir que si Volney a encore assombri le tableau en disant que, sur 100 individus, 50 sont atteints d'ophthalmie, et que, sur ces 50, 20 deviennent aveugles et 10 borgnes (3), il n'en est pas

---

(1) Mac Gregor, *Trans. of Society for the improvement knowledge.*
(2) Jungken, *De l'Ophth. belg.*, 1835, p. 111.
(3) Volney, *Voyage en Syrie et en Égypte*, t. 1, chap. 17.

moins vrai que cette maladie est une des plus funestes qui puissent sévir sur l'espèce humaine.

Indépendamment de l'endémie, d'autres formes de cette même maladie prennent naissance de la contagion directe, de l'inoculation. Enfin celles-ci nous occuperont seūles, car je pense qu'il faut rejeter (plus tard je dirai quelles sont les raisons qui me font agir ainsi) toutes les étiologies de ces maladies expliquées par les sympathies ou les métastases.

Entrons maintenant tout à fait dans notre sujet, et cherchons à établir quelles sont, de toutes les espèces d'ophthalmies, celles auxquelles le nom de *purulentes* est pratiquement et sévèrement applicable.

Synonymie.

Guidés par certains phénomènes, par certaines conditions de pays et de climats, les écrivains imposèrent bien des noms à ces maladies : c'est ainsi que tour à tour elles furent étudiées sous la dénomination de *lippitudo,* par Celse; *ophthalmie, ophthalmie égyptienne, ophthalmie purulente épidémique,* par Waare; *ophthalmie asiatique,* par Adams; *ophthalmie contagieuse,* par Walther; *ophthalmie des armées, phlegmhymenitis ophthalmica, blépharo-phthalmie, ophthalmo-blépharo-blennorrhée, blépharite glandulaire contagieuse.* Eble l'appelle *blé-*

pharophthalmie catarrhale des armées , adénite contagieuse des paupières , ophthalmie purulente des casernes, ophthalmie gonorrhéique , ophthalmie blennorrhagique, ophthalmie des nouveau-nés, blen- norrhée de l'œil, ophthalmo-pyorrhea, pyophthalmia, blennophthalmie, blépharo-conjonctivite virulente.

Je ne puiserai rien dans cette abondance, me contentant de conserver la dénomination imposée par le jury, car elle a l'avantage d'être facilement comprise et d'indiquer en même temps un des symptômes caractéristiques de la maladie, celui qui frappe le mieux l'observateur, savoir: l'écoulement mucoso-purulent. L'épithète qui y sera ajoutée suivant sa nature complétera la dénomination, et ne laissera rien au vague ou à l'incertitude.

Division.

Beaucoup d'auteurs ont décrit sous la dénomination d'ophthalmies purulentes plusieurs maladies qui me semblent devoir être bannies du cadre nosologique qui nous occupe : c'est ainsi que la conjonctivite franche sur-aiguë , avec hyperphlogose, comme dit Lobstein; l'ophthalmie qui atteint les vidangeurs et quelques artisans soumis à des émanations délétères ou pulvérulentes; quelques inflammations de la conjonctive qui suivent ou accompagnent des maladies graves, comme la variole et la scarlatine, et qui ont été décorées du nom de *morbilleuse, scarlatineuse, varioleuse,* ne me paraissent pas devoir nous occuper ici.

Pour nous, enfin, une ophthalmie purulente sera une conjonctivite aiguë spécifique, née sous certaines influences atmosphériques, le plus souvent communiquée ou caractérisée par un écoulement mucoso-purulent et l'apparition d'un signe particulier et presque constant, la granulation, marchant avec une grande intensité, détruisant souvent l'œil en quelques heures, et amenant toujours dans les fonctions visuelles des troubles profonds, actuels ou consécutifs.

D'après cette manière de voir, quatre ordres de phénomènes dominent donc l'étude de l'ophthalmie purulente, savoir :

1° Le caractère endémique ou épidémique ;

2° Le caractère contagieux ;

3° L'écoulement mucoso-purulent ;

4° Le plus souvent la granulation.

Je sais bien que la granulation se rencontre aussi dans quelques conjonctivites aiguës ou chroniques, ou dans certaines affections oculaires liées à un état général scrofuleux, et qu'elle peut manquer ici : mais alors, dans certaines formes de la maladie qui nous occupe, la marche générale des symptômes éclairerait le diagnostic, et ne permettrait pas de confondre une affection purulente avec une autre affection, quand bien même ce symptôme leur serait commun ; il en est de même pour l'écoulement.

Malgré les nombreux points de contact qui existent entre la conjonctivite suraiguë et les ophthalmies purulentes dont je vais avoir à parler, malgré bien des analogies de siége, de marche, d'anatomie pathologique, d'origine et de traitement, qui, certes, pouvaient jusqu'à un certain point justifier les auteurs qui les ont confondues dans une même description, je pense qu'il est juste et pratique de mettre à part cette maladie, et de ne classer sous le nom d'*ophthalmies purulentes* que les trois affections suivantes, auxquelles les symptômes indiqués plus haut, comme caractéristiques et quelquefois même pathognomoniques, sont communs :

1° L'ophthalmie purulente gonorrhoïque ;

2° L'ophthalmie purulente des nouveau-nés ;

3° L'ophthalmie purulente d'Égypte, des armées, des adultes, etc.

Nous allons commencer l'étude de ces trois genres d'ophthalmies par celle dont l'existence se lie à la blennorrhagie, parce que ses symptômes sont tranchés, ses causes mieux connues, et qu'elle peut, en quelque sorte, sous ce double rapport, servir de type à une description.

CHAPITRE Ier.

DE L'OPHTHALMIE PURULENTE GONORRHOIQUE.

Blennophthalmie gonorrhoïque ; ophthalmie blennorrhagique ; conjonctivite blennorrhagique ; gonorrhée de l'œil ; blépharo-blennorrhée ; ophthalmie virulente ; ophthalmie vénérienne.

De toutes les maladies aiguës qui peuvent envahir l'œil, celle dont l'étude va nous occuper est de beaucoup la plus grave et la plus funeste dans ses conséquences.

On comprendra facilement ce fâcheux pronostic quand je dirai que souvent, en quelques heures, et malgré toute l'énergie d'un traitement bien dirigé, l'organe peut être irrévocablement perdu par la fonte purulente de la cornée et l'issue ou la désorganisation de ses humeurs.

Causes. — Quatre opinions partagent les auteurs au sujet de l'étiologie de l'ophthalmie purulente gonorrhoïque ; mais, hâtons-nous de le dire, ces quatre opinions ne jouissent pas d'une faveur égale, deux d'entre elles sont même presque abandonnées ; ces opinions sont les suivantes :

1° L'inoculation directe ;

2° La métastase de l'écoulement blennorrhagique uréthral sur la conjonctive;

3° La sympathie qui lie les organes génitaux à l'organe de la vue;

4° L'infection générale vénérienne.

Chacune de ces doctrines invoque à son appui des faits dont nous aurons à discuter la valeur, et des hommes haut placés dans la science se sont dévoués à les défendre et à les propager.

Si, d'une part, Wardrop, Dupuytren, Delpech, Watson, MM. Velpeau, Carron du Villards, Ricord, considèrent la doctrine de l'inoculation comme la seule admissible; celle qui invoque la métastase est représentée par Saint-Yves, Pamard, Chaussier, M. P. Boyer; Sanson est porté à admettre la sympathie; et enfin, la dernière, celle dans laquelle l'ophthalmie gonorrhoïque est considérée comme produite par une infection générale, a trouvé aussi dans M. Desruelles un défenseur.

Des expériences qui ont été tentées et des observations d'une foule de faits dont tout à l'heure je donnerai le résumé, il me semble ressortir que la doctrine de l'inoculation est la seule qui satisfasse à tout, sans pour cela qu'il faille rejeter tout à fait l'intervention de la métastase, quoique cependant, il faut le dire, aucune observation bien authentique et bien positive né vienne à son appui. Je ne parlerai pas des deux autres.

Que peut-on voir de plus concluant, au contraire, en faveur de la doctrine de l'inoculation,
que les expériences de M. Guillé, celles de Ware,
et ces observations rapportées par Mackenzie (1)
et M. Noppe (2)?

1° Un malade m'a été amené, il y a quelque temps, de la
campagne, par un médecin qui lui donnait des soins et qui
avait été mon élève. L'œil gauche était violemment enflammé et à l'état de chémosis; le chémosis était de couleur
rouge pâle; la conjonctive sécrétait une grande quantité
de liquide purulent; la paupière inférieure était fortement
renversée en dehors, et la cornée était tout à fait opaque,
par suite d'une infiltration de lymphe et probablement
de pus entre ses lamelles. Le malade était atteint de blennorrhagie, et treize jours avant que je le visse, dans un
moment où il s'occupait à faire sortir le pus du canal
de l'urèthre, *une goutte de ce pus lui avait sauté dans l'œil
gauche*, et avait excité la violente ophthalmie puro-mu-
queuse dont il était atteint. La blennorrhagie durait encore lorsque je le vis. L'inflammation de l'œil se dissipa
sous l'influence d'un traitement approprié; la cornée se
nettoya au delà de mon espérance, et le malade conserva
la vision de cet œil en grande partie; l'œil droit ne fut pas
du tout affecté.

2° M. Allan rapporte le cas intéressant d'ophthalmie blennorrhagique contagieuse qui suit: «Je fus consulté, dit-il,
par un jeune homme de dix-sept ans, pour une blennorrhagie récente et peu intense. Peu de jours après la visite
qu'il m'avait faite, ses yeux s'enflammèrent d'une manière

---

(1) *Traité pratique des maladies des yeux*, p. 322.
(2) *Annales d'oculistique*, t. III.

violente et soudaine. Les paupières se tuméfièrent beaucoup, et il se fit une sécrétion abondante d'un pus sem-
b'able à celui de la blennorrhagie, qui excoriait les joues,
et dont la formation s'accompagnait de douleurs vives, de
fièvre intense et d'agitation générale; l'écoulement de
l'urèthre ne disparut point, malgré la violence de l'ophthalmie. Peu de jours après, le frère du malade, âgé de
quatorze ans, qui ne s'était jamais exposé à contracter
une maladie vénérienne, et qui couchait dans la même
chambre, fut affecté de la même manière, et la maladie
se montra aussi grave dans ses deux yeux que dans ceux
de son frère aîné. J'appelai le docteur Monro et M. John
Bell en consultation; mais, malgré tous les moyens qu'on
put employer, le frère aîné perdit la vue dans les deux
yeux, et le plus jeune dans un seul œil. Si l'on dit que
dans le frère aîné l'ophthalmie a pu provenir d'une con-
nexion sympathique entre l'urèthre et la conjonctive, et non
de l'application directe du virus, cette explication ne peut
plus s'appliquer au plus jeune des deux malades, qui n'a-
vait point de blennorrhagie, et qui a dû contracter la maladie par contact réel, par exemple, *en se servant de la
même serviette ou de la même cuvette que son frère, en es-
suyant sa figure avec le même mouchoir, ou de quelque autre
manière moins évidente, et chez qui la maladie fut aussi
grave.*»

3° Une jeune femme bien portante se lava les yeux avec
une solution d'acétate de plomb, *au moyen d'une éponge
dont un jeune homme affecté de blennorrhagie s'était servi
auparavant.* Elle fut prise immédiatement d'une ophthalmie violente, qui amena rapidement la destruction d'un
œil, et causa la tuméfaction des glandes lymphatiques du
cou, pour laquelle elle fut soumise à un traitement mercuriel.

Et enfin cette curieuse observation, due à
M. Noppe, d'inoculations volontaires répétées de
matière blennorrhagique uréthrale, observation
si complète, si détaillée, si précise, que je ne puis
résister au désir de la transcrire en entier, car elle
me semble appelée à jouer un rôle important et
décisif dans l'histoire de l'étiologie de l'ophthalmie
purulente gonorrhoïque.

Le 20 janvier 1839, vers trois heures de relevée, est
conduit à l'infirmerie de Menin le nommé Pirard (Hubert),
soldat substituant au dépôt du 11ᵉ de ligne, atteint d'une
ophthalmie suraiguë aux deux yeux, qui s'est déclarée le
même jour au matin; vingt-trois ans, taille moyenne, constitution grêle et sèche, tempérament sanguin, bilieux,
cheveux et sourcils noirs et épais, l'iris à la même couleur,
peau brune. Les symptômes oculaires sont des plus graves :
rougeur et gonflement considérables de la conjonctive
palpébro-scléroticale; chémosis phlegmoneux énorme autour des cornées, forte tuméfaction autour des paupières ;
la supérieure recouvre en partie l'inférieure; écoulement
abondant d'un muco-pus par les fentes palpébrales. Les
cornées, au milieu de ce désordre, ont conservé leur dia-
phanéité; la douleur est forte et la photophobie extrême;
les symptômes de réaction sont en rapport avec le travail
local.

Comme c'est un de nos premiers soins dans toute affection oculaire, et engagé surtout dans ce cas par la nature
des phénomènes, nous examinons les parties sexuelles. Il
est porteur d'une uréthrite très-violente. Plus de doute, la
spécificité de l'ophthalmie est manifeste. Aussitôt prescription d'une large saignée, pendant laquelle le malade
est tenu assis sur son lit: ℔ iß de sang est évacuée sans

relâchement dans aucun des symptômes ; on prolonge la saignée, voulant obtenir une longue syncope ; vingt-quatre onces sont soustraites sans obtenir cet effet. On ferme momentanément l'ouverture de la veine, laissant l'homme assis. A l'instant où l'écoulement du sang est arrêté, la syncope se déclare. Pendant sa durée, que nous entretenons expressément, détuméfaction sensible des paupières, inspection des yeux rendue plus facile ; diminution notable de la rougeur et du gonflement de la membrane palpébro - oculaire ; chémosis presque effacé ; expression morte du regard. A l'apparition de ce phénomène, on couche le malade : de suite le pouls se fait sentir, et graduellement les symptômes reprennent leur première intensité. Un collyre au nitrate d'argent est prescrit (un gros de ce sel sur eau distillée ʒi), pour être injecté, toutes les trois heures, entre les paupières, au moyen d'une seringue en or: recommandation de nettoyer et d'enlever fréquemment la sécrétion avec de l'eau très-fraîche.

Le même jour, vers sept heures du soir, aucun amendement. Nous ôtons la bande et la compresse de la saignée, dont les lèvres ont été enduites d'un peu de cérat pour empêcher le recollement : immédiatement le sang s'échappe et coule avec abondance. Le sujet est remis dans l'attitude assise ; la syncope survient après une évacuation de huit onces ; même résultat que ci-dessus pour l'effet local. La constipation existe depuis deux jours, un drastique est jugé indispensable : le baume de copahu à hautes doses, jouissant de cette vertu, et de plus recommandé par quelques célébrités médicales dans les ophthalmies de cette nature, sera administré d'heure en heure par cuillerées à bouche. La crainte d'exaspérer le mal oculaire en supprimant l'écoulement uréthral par son action spécifique, suppression que beaucoup d'auteurs (dont M. Ricord ne fait point partie) considèrent comme tellement grave qu'ils recommandent même de faire reparaître la sécrétion lorsqu'elle s'est arrêtée spontanément, ne nous paraît pas contre-indiquer cette médication. Tisane ordinaire pour boisson; abstinence complète de nourriture.

21, au matin.—Le malade n'a pas reposé, des selles fréquentes l'ont tourmenté. Sa bouteille est vide, l'infirmier de garde affirme que les cuillerées ont été administrées et prises selon la prescription. Amélioration notable; les paupières, que le sujet ouvre maintenant par le seul effort des muscles, sont moins gonflées, la rougeur phlegmoneuse et le chémosis ont beaucoup diminué; l'écoulement est moins abondant; l'inflammation uréthrale et la sécrétion ont totalement disparu; la langue est plate et humide; le pouls, à 90, reste plein. Une saignée sera encore faite et poussée à défaillance; répétition du collyre et même mode d'emploi; baume de copahu ʒii, à prendre comme la veille; du bouillon trois fois par jour.

À la visite du soir, disparition presque complète de tous les symptômes. Une quatrième émission sanguine est pratiquée et bien supportée; suspension de la résine de copahu, continuation des autres moyens.

22. — Yeux à l'état normal; grande faiblesse de l'individu; du reste, activité normale de tous les organes. Même collyre, mais instillé simplement par gouttes; alimentation: un morceau de pain et du bouillon le matin, de la bouillie à la farine pour l'après-midi.

23, 24 et 25. — Le sujet reprend ses forces et se lève; sa nourriture est portée graduellement aux trois quarts ordinaires.

26. — Réapparition de l'ophthalmie avec le même cortége de phénomènes qu'elle avait offerts le jour de son entrée à l'infirmerie. La visite de l'ouverture du canal urinaire laisse apercevoir le retour de l'écoulement. Ici nos soupçons s'éveillent, nous croyons à la transmission directe de la matière uréthrale aux yeux, exécutée avec préméditation par le malade. Nous l'interrogeons sur l'origine de sa chaude-pisse; ses réponses sont embarrassées. On veut lui enlever du sang, il s'y oppose, et ce n'est que con-

traint par la force qu'il cède et prête son bras. Dans la position assise, ℥xviij de sang s'écoulent avant d'arriver à la syncope ; il refuse également les applications topiques. On ordonne de lui endosser le gilet de force et de l'attacher de manière que les attouchements lui soient impossibles ; il sera placé seul dans une chambre, et tenu à un régime sévère. Instillation trois fois par jour d'un collyre au nitrate d'argent, ℈i sur ℥ß d'eau distillée ; baume de copahu et soins de propreté

27. — Nous constatons une amélioration très-notable. Pendant la nuit, le sujet a fait des révélations à l'infirmier de garde : il a dit et répété *qu'il lui plaisait de devenir aveugle, que tout remède était inutile ;* il se frotta en même temps les yeux avec les couvertures en laine de son lit, avec intention d'entretenir son mal. L'état exsangue nous défend de soustraire encore du sang ; remèdes topiques et internes *ut supra.*

28. — Il ne reste que de la rougeur aux conjonctives, de l'hypersécrétion muqueuse peu abondante ; les yeux sont légèrement enfoncés ; débilité extrême ; fatigue et abattement moral ; moment propice d'obtenir un aveu. Des promesses sont faites au malade s'il veut déclarer la vérité : il avoue en présence de M. Mercier, pharmacien de troisième classe, de M. Sarmoyer, lieutenant, administrateur de l'établissement, et de l'infirmier major, *qu'à dater de la veille du jour de son entrée à l'infirmerie, il s'est introduit dans les yeux au moins vingt fois la matière épaisse sortant de sa verge ; qu'étant à la caserne, avisant à un moyen pour se libérer du service militaire, qu'il ne croyait pas si fatigant, il lui était venu à l'idée de chercher avec une femme un commerce impur, puis de se frotter les yeux avec ce qui proviendrait de sa chaude-pisse.* Trois jours après ce rapprochement contagieux, son désir était accompli : il avait une blennorrhagie contractée volontairement et par spéculation, et une ophthalmie vénérienne provoquée. Nous continuons à instiller la solution au nitrate d'argent. Le

quart d'aliments matin et soir; ordre de replacer le malade dans la salle des ophthalmiques et d'ôter le gilet de force; surveillance active.

29 et 30. — L'homme se conduit bien, et la maladie touche à sa guérison: sa gonorrhée a disparu par les remèdes dirigés contre l'ophthalmie. Le collyre est modifié (R. nitrate d'argent gram. xx, eau distillée $\bar{3}$vj, laudanum $\ominus$i), pour baigner fréquemment les yeux et en instiller quelques gouttes d'heure en heure; il reçoit la demie pour alimentation.

1er février. — Guérison complète; nous le tenons tout ce mois à l'infirmerie pour la consolider et se fortifier. Il mange les trois quarts et obtient 20 centilitres de vin.

4 mars. — Nous le désignons pour sortir et faire le service.

5, au matin. — Nous trouvons, à notre grand désappointement, ses yeux rouges, gonflés et ecchymosés par places. Un caporal, couchant vis-à-vis, nous apprend qu'il l'a vu se frotter les yeux avec ses couvertures.

Une enquête ordonnée par M. le ministre de la guerre étant venue confirmer pleinement les soupçons de provocation que nous avions conçus, l'individu, radicalement guéri, a été envoyé à la compagnie de discipline pour y finir son terme.

Que dire en présence de ces faits? et leur rigueur ne satisfait-elle pas toutes les exigences scientifiques? Mais ce n'est pas tout encore; la thèse de M. Juillard (1) et les différents recueils scientifiques fourmillent de faits semblables. M. Carron du Villards (2) rapporte que, sur 45

____

(1) Juillard, thèse de Paris, 1835, p. 12.
(2) *Guide pratique*, t. ii, p. 541.

ophthalmiques qu'il a été à même d'observer, l'écoulement uréthral existait toujours.

Quant à la disparition de l'écoulement uréthral, dont on a fait la base de la doctrine de la métastase, voici ce qu'on trouve dans les auteurs à ce sujet : nous examinerons ensuite avec soin quelle est la valeur réelle des exemples invoqués à l'appui de cette opinion. Eh bien! il faut le dire tout d'abord, autant la doctrine de l'inoculation se présente accompagnée de faits positifs, clairs, serrés, incontestables, autant celle de la métastase me semble devenir vague, incertaine et précaire, quand on tente de la faire ressortir des observations présentées pour l'asseoir.

Beer et Ritcher admettent que l'écoulement est suspendu lors de l'invasion de l'ophthalmie; Sanson (1), Lawrence (2), affirment qu'ils ne l'ont jamais vu disparaître; M. Rognetta dit qu'il cesse quelquefois. Où trouver la vérité entre ces affirmations si disparates? Et cependant, il s'agit d'un seul fait! Voyons maintenant, au hasard, quelques observations présentées à l'appui de la théorie de la métastase.

Ici, c'est un officier, atteint de blennorrhagie intense, qui monte la garde par un temps humide,

---

(1) *Dict. de méd. et de chir. prat.*, t. XII, p. 202.
(2) *Traité pratique des maladies des yeux*, p. 194.

pendant l'hiver ; il a froid, bientôt il commence à sentir ses yeux malades : écoulement puriforme par l'ouverture des paupières, douleur au testicule; la cornée devient opaque, et le malade devient aveugle.

Voilà cependant ce que Mackenzie (1) donne «comme un exemple d'ophthalmie gonorrhoïque métastatique. »

Du reste, pas un mot de l'état de l'écoulement pendant la maladie oculaire. A-t-il été suspendu? a-t-il continué? Silence complet.

Là, c'est un postillon atteint de chaude-pisse, qui monte à cheval par la pluie, pendant cinq heures: ophthalmie violente, perte d'un œil; rien ne changea dans l'écoulement (2).

Je pourrais citer d'autres faits; je m'arrête, et je dirai que si la métastase du flux blennorrhagique de l'urèthre sur l'œil n'est pas inadmissible, elle est bien loin encore d'être démontrée.

Longtemps aussi on avait admis la métastase du flux uréthral sur le testicule, quand, un jour, mieux éclairé, on comprit que la continuité entre les membranes muqueuses ouvrait à la contagion une voie facile et réelle : dans l'orchite blennorrhagique, on ne vit plus alors que le produit d'une inoculation ou d'une phlegmasie marchant de proche

---

(1) Mackenzie, op. cit., p. 325.
(2) Szokalski, *Bulletin clinique*, mai 1841.

en proche. C'est aussi dans la période du déclin de la blennorrhagie que l'orchite et l'ophthalmie gonorrhoïque apparaissent : autre point de contact entre ces deux maladies.

Nous retrouvons dans les auteurs les mêmes incertitudes et la même indécision que pour les doctrines, quand nous voulons apprécier quel est le sexe chez lequel les ophthalmies purulentes gonorrhoïques sont les plus communes.

Lawrence (1) dit n'*avoir jamais vu* d'ophthalmie blennorrhagique chez la femme, et que les hommes *seuls* en sont atteints : moins exclusifs, Boyer et Lassus (2) regardent les hommes comme *beaucoup plus fréquemment malades;* seulement, pour M. P. Boyer, *ce sont les femmes;* et enfin, M. Rognetta (3) professe que les deux sexes présentent *une aptitude égale* à la contracter.

Je n'entrerai pas dans les détails sur lesquels chacun de ces auteurs a assis son opinion; il me suffit de montrer que sur toutes ces questions d'étiologie et d'aptitude, la science est encore peu éclairée. Heureusement qu'il n'en est pas ainsi pour ce qu'il nous reste à dire, et la symptomatologie va nous présenter un exemple d'exactitude et de sévérité dans l'observation.

---

(1) Lawrence, p. 194.
(2) Lassus, *Path. clin.*, t. i, p. 57.
(3) Rognetta, *Cours d'ophthalmologie*, 2ᵉ édition (inédite), p. 294.

Symptômes. — Après une période d'incubation dont la durée est très-variable, la maladie commence par un sentiment de plénitude et de tension dans l'œil (car bien rarement les deux yeux sont pris à la fois), accompagnée de xérophthalmie et de picotements, avec sensation de grains de sable; chaleur aux paupières, qui prennent une couleur livide; photophobie légère, pesanteur de la tête plus ou moins prononcée. Quelquefois, au début, Weller a vu une hémorrhagie se manifester; mais bientôt tous ces phénomènes acquièrent de l'intensité, et il s'en révèle de nouveaux qui ne laissent plus de doute sur la nature du mal qu'on va avoir à combattre.

Toute la muqueuse oculo-palpébrale, mais surtout oculaire, dans le cas qui nous occupe, est d'abord convertie en une membrane d'un rouge écarlate, et comme fongueuse ou villeuse; elle est énormément gonflée, tuméfiée, devenue comme érectile, hypérémiée au suprême degré. Les paupières sont gonflées et dures; elles offrent l'apparence des parties atteintes du phlegmon, au point qu'il est difficile de les écarter; elles s'imbriquent l'une sous l'autre, ou sont écartées et entre-bâillées par la muqueuse gonflée (1), et l'énorme chémosis produit un ectropion mécanique;

(1) Rognetta, *Traité d'ophthalmologie*, 1844, 2e édition (inédite), p. 296.

la caroncule elle-même est rouge, boursouflée.

Bientôt apparaît l'écoulement puriforme ou plutôt mucoso-purulent, qui va rapidement en augmentant. Le docteur Vecht évalue la quantité versée par la muqueuse à plusieurs onces par jour. Ce suintement prend naissance de toute la surface oculo-palpébrale, et surtout de la face interne de la paupière supérieure; il s'écoule en partie par la fente palpébrale, et se loge en partie dans le sillon péri-orbitaire et dans l'espèce de cupule dont la cornée constitue le fond et le chémosis les bords; il s'accumule quelquefois entre le globe oculaire et les paupières, pour s'échapper sur la joue en un flot verdâtre et corrosif, lorsqu'on vient à écarter ces voiles, qu'il distendait et éloignait de l'œil en s'y interposant.

Le siége principal, anatomique, de cet écoulement, paraît être dans le système glandulaire conjonctival et dans les glandes de Meïbomius. Ce liquide, au début, est sanguinolent et très-fluide; il s'épaissit peu à peu et devient verdâtre ou même vert, mêlé de stries de sang; il est âcre et excorie la joue par son contact; il tache le linge comme celui de la gonorrhée.

L'époque de l'apparition de l'écoulement est variable; en général, c'est vers le second ou le troisième jour. A sa période d'acuité, il est essentiellement contagieux; mais probablement que, semblable au produit de la phlogose uréthrale, il ne conserve pas toujours ses propriétés virulentes. La douleur est vive; elle s'irradie de l'œil vers le front, à la tempe et à l'occiput; toute la région oculaire est comme brûlante; la photophobie est considérable; mais bientôt la cornée, cachée par des bourrelets de conjonctive chémosique, dont elle occupe le fond, ou cachée par eux, cesse de transmettre aucun rayon lumineux, altérée qu'elle est elle-même dans sa vitalité et dans sa transparence; la rétine est atteinte, pyropsie, myodepsie.

Les troubles généraux sont graves : agitation, fièvre, insomnie, délire, langue chargée, vomissements; pouls plein et dur, quelquefois stupeur.

Marche. — Elle est variable dans sa durée : tantôt elle est lente, mais progressive, et parcourt ses périodes en dix à douze jours; quelquefois sa rapidité effraye, quelques heures suffisent pour que l'œil soit *fondu,* comme dit M. Velpeau. Un fait digne de remarque et d'une importance assez grande pour le pronostic, et dont l'observation est due à ce professeur, c'est que souvent, dans la conjonctivite blennorrhagique, lorsque la quantité de mucus est considérable, de nature réellement purulente, et que, par son âcreté, ce liquide produit sur la peau de longues traînées inflammatoires, la cornée reste parfaitement intacte; tandis que si la matière de l'écoulement est moins abondante, de nature blanchâtre, crémeuse et sans action corrosive sur la peau, on observe souvent des altérations profondes de la cornée. Mais il ne faut pas croire que ce soit là une règle générale (1).

Dans l'ophthalmie qui nous occupe, nous voyons, bien moins souvent que nous ne le remarquerons dans celles que nous allons avoir à étudier, apparaître un phénomène particulier, la granulation. D'après quelques observations qui lui sont propres, M. Velpeau, en particulier, nie sa présence à la suite de l'ophthalmie gonorrhoïque ; cependant je me rappelle fort bien l'avoir vu deux fois pendant mon internat à la Charité et à Lourcine, où des cas fréquents d'ophthalmie de cette espèce ont été soumis à mon observation.

Ces granulations sont constituées par les papilles et les cryptes muqueux de la conjonctive, qui, au lieu de revenir à leur volume naturel, deviennent indurés, et donnent lieu à une surface granuleuse, inégale, muriforme, comme dit Mackenzie, qui, frottant constamment sur la cornée, est une cause incessante d'inflammation réciproque. En nous occupant de l'ophthalmie des

---

(1) Velpeau, *Leçons cliniques* (*l'Expérience*, p. 648, t. 1).

armées ou d'Égypte, dans laquelle la granulation est à peu près constante, nous verrons quelles sont les opinions des médecins belges sur le rôle que jouent les granulations dans les récidives fréquentes et graves auxquelles sont si souvent exposés les ophthalmiques.

Pronostic. — Mais si ce tableau de la maladie est déjà effrayant par lui-même pour ses dangers présents, il est encore bien plus loin d'être rassurant pour ses dangers à venir : en effet, on voit l'hypopyon, l'onyx, le leucoma, l'albugo, la procidence de l'iris, la cataracte, l'amaurose, le staphylôme, le pannus, les granulations, l'ectropion, etc., être la suite de ces affections, et ne déjouer que trop souvent toutes les prévisions et tous les efforts des hommes de l'art.

Les statistiques me manquent pour apprécier numériquement les dangers qu'entraîne à sa suite cette affection ; mais, je crois pouvoir le dire avec assurance, de toutes les maladies aiguës qui peuvent envahir l'œil, l'ophthalmie purulente gonorrhoïque est la plus redoutable.

J'aurais bien à m'occuper encore de l'état chronique, mais cet état chronique est constitué par une série d'altérations et d'accidents qui sont communs à cette ophthalmie et à celles dont je vais avoir à parler ; de sorte que, dans un chapitre à part, je reviendrai sur ces altérations similaires pour en faire une étude collective.

Quant au diagnostic différentiel et au traitement, leur exposé complet sera mieux placé après la description des trois formes de la maladie qui nous occupe : en effet, alors, nous ne manquerons plus d'éléments pour établir le premier, et, le second devant être à peu près semblable pour les trois maladies, il me paraît plus simple et plus convenable de l'exposer, dans tous les détails qu'il mérite, en un chapitre unique.

CHAPITRE II.

DE L'OPHTHALMIE PURULENTE DES NOUVEAU - NÉS.

Ophthalmia purulenta neonatorum (Lawrence); *œil purulent* (Ware); *lippitudo neonatorum, ophthalmie des nouveau-nés* (Laüer); *blépharite puriforme* (Saunders); *adéno-synchitonite* (Sonnenmayer).

L'ophthalmie des nouveau-nés se présente à l'observation avec tous les caractères de la purulence, auxquels viennent le plus ordinairement se joindre des signes de phlegmasie des membranes muqueuses communes aux organes des sens, et à celles de la respiration et de la digestion. Rien, en effet, n'est plus fréquent que de voir l'ophthalmie précédée et accompagnée de coryza, d'angine, de bronchite, et de troubles dans les fonctions digestives.

Cette ophthalmie se développe, en général, dans la première semaine qui suit la naissance, quelquefois après un mois et même davantage.

Sur 453 malades observés par M. Dequevauviller, et rapportés dans son remarquable travail sur le sujet qui nous occupe, l'âge moyen des enfants fut de six jours et demi (1). Le sexe ne paraît exercer aucune influence.

M. Dequevauviller définit l'ophthalmie des nouveau-nés une conjonctivite avec écoulement puriforme; tandis que M. Velpeau (2) l'appelle du nom de *blépharite,* probablement parce qu'il lui reconnaît la muqueuse palpébrale pour point de départ. Nous noterons ce fait, qui, plus tard, sera mis à profit pour le diagnostic différentiel ; mais, dans l'ophthalmie des nouveau-nés, que la maladie commence par la paupière ou non, comme bientôt elle envahit la conjonctive entière, nous regarderons la définition de M. Dequevauviller comme plus exacte et plus anatomique. C'est encore pour la même raison que je rejette la distinction qu'a faite Schmidt, et les noms de *blépharo-blennorrhée* et *ophthalmo-blennorrhée* qu'il a donnés à cette maladie.

Les phlegmasies de la cornée de l'iris, du cristallin, sont des accidents fréquents, mais non liés d'une manière étroite et caractéristique à cette affection. C'est en nous occupant des suites ou du pronostic, que nous verrons en son lieu combien peuvent être graves toutes ces complications, qui ne sont, du reste, que trop fréquentes.

---

(1) *Arch. gén. de méd.,* avril et mai 1843.
(2) *Manuel des maladies des yeux,* p. 34.

Causes. — On admet généralement, et Dupuytren avait à peu près exclusivement adopté cette
opinion, professée aussi par M. Ricord et la généralité des observateurs, que l'ophthalmie purulente des nouveau-nés est due à l'inoculation de la
matière blennorrhagique ou leucorrhéique pendant
le passage de la tête à travers le vagin. Cette opinion, qui jouit d'une assez grande faveur, a cependant été attaquée par M. Velpeau, à l'aide d'un
argument plus spécieux que réel peut-être, mais
qui n'en a pas moins une assez grande valeur : c'est
que l'enfant vient au monde les yeux fermés et les
paupières en quelque sorte repliées sur elles-mêmes.

On peut répondre à cela que le sillon inter-
palpébral, l'espèce de sinus linéaire enfin qu'il
forme, peut, au contraire, servir de réceptacle à
ce liquide contagieux, et le transmettre immédiatement, et dans les circonstances les plus favorables à l'inoculation, au moment où cessera l'oc-
clusion des voiles palpébraux. Aussi Mackenzie,
qui semble redouter quelque chose de semblable,
blâme-t-il fortement la négligence qu'on met, en
général, à laver les yeux des enfants aussitôt qu'ils
sont nés.

On a supposé et admis encore, comme cause
d'ophthalmie chez les nouveau-nés, l'exposition de
la face et du corps à la lumière, au feu, au froid :
tout cela, il faut en convenir, peut bien amener

une phlegmasie aiguë de la conjonctive, mais le caractère purulent et contagieux qui distingue la maladie qui nous occupe doit tenir à une autre origine.

M. Carron du Villards admet comme cause de la maladie la transition subite de température à laquelle est soumis le nouveau-né, en passant tout à coup de 38 degrés, chaleur de la mère, à un air souvent froid.

Mackenzie suppose que cette ophthalmie est souvent traumatique, et qu'elle est produite par l'usage du savon et de l'eau-de-vie avec lesquels l'enfant est lavé (1); et enfin, comme il n'y a vraiment pas d'absurdité qu'on ne puisse retrouver dans l'histoire des sciences, on a été jusqu'à penser que l'eau froide du baptême était la cause de l'ophthalmie qui nous occupe! Mais dans l'Inde, en Turquie, en Égypte, à Alger, elle frappe les enfants musulmans, qu'on ne baptise pas, tout aussi bien que les enfants chrétiens, qu'on baptise.

Comme on le pense bien, ce n'est pas moi qui aurai la puissance de trancher cette question d'étiologie; je dirai seulement que, de la sage observation des faits, il semble résulter que l'ophthalmie purulente des nouveau-nés doit être

---

(1) Ireland cite un cas analogue; il l'a vu survenir à la suite d'une goutte d'alcool tombée dans l'œil d'un enfant.

rattachée à plusieurs causes isolées ou réunies et combinées entre elles : en un mot, si l'inoculation paraît positive, n'est-elle pas dominée par un caractère endémique ou épidémique, né de certaines conditions hygiéniques ou atmosphériques, mauvaises ou inconnues ? Ce qui paraît prouver cette double origine, c'est que s'il est vrai, en effet, que l'ophthalmie qui nous occupe soit toujours ou le plus souvent permanente et sporadique, on ne peut se refuser à admettre qu'elle ne sévisse à certains intervalles de temps sur les nouveau-nés, revêtant le caractère épidémique le plus évident. Les épidémies qui régnèrent en 1816, 1833, 1835, et celle enfin de 1841, dont M. Dequevauviller s'est fait le savant historien, sont là pour le prouver.

Si je me suis étendu aussi longuement sur ce sujet d'étiologie, c'est que, dans ces affections, la recherche des causes se lie d'une manière étroite à l'histoire *pratique*, pour ainsi dire, de la maladie, et aux questions les plus importantes de thérapeutique et de prophylaxie.

Quant aux propriétés contagieuses de cette ophthalmie, elles sont mises hors de doute par tous les faits qui ont été observés. Mackenzie cite l'observation d'un enfant qui avait communiqué la maladie à son grand-père, et M. Demarquay a fait connaître un exemple des plus remarquables de contagion, tiré de la clinique de M. le profes-

seur Blandin, où on voit l'ophthalmie communiquée par un enfant à sa mère, et propagée de la
mère à un autre enfant ; sans parler des cas rapportés par Mac Gregor (1), Mackenzie, M. Carron
du Villards, etc.

*Ophthalmie purulente ; contagion de l'enfant à la mère, et de
celle-ci à son autre enfant.*

(Hôtel-Dieu, service de M. Blandin.)

Le sujet de cette observation est une femme de trente-
six ans, d'une petite taille, d'une assez forte constitution ;
mariée depuis quatre ans, elle a déjà cinq enfants, dont
trois sont morts peu de temps après la naissance. A l'âge
de vingt-sept ans, elle a eu mal aux yeux pendant six
mois ; la malade, peu intelligente, ne peut donner aucun
détail sur sa maladie. Depuis cette époque, sa vue paraît
être affaiblie. Vers la fin d'octobre, Pauline Beaubras tou-
chait au terme de sa grossesse, et se décida à aller faire
ses couches à la Maternité, vu l'état de misère assez
grande où elle se trouva. Ne pouvant garder près d'elle
son petit garçon, âgé de trente mois, parfaitement bien
portant, au dire de la malade, elle le plaça à l'Enfant-
Jésus, où il resta jusqu'au 20 novembre, époque à laquelle
sa mère sortit de la Maternité, très-bien rétablie de ses
couches, et emportant avec elle son dernier né. Pendant
son séjour à l'Enfant-Jésus, l'aîné contracta une ophthalmie purulente assez intense. De retour chez sa mère, l'enfant n'éprouva aucun soulagement ; une matière verdâtre
s'écoulait sans cesse de ses yeux, dont les paupières étaient
énormément tuméfiées. A cette maladie première, vinrent

____

(1) Mac Gregor, *Transactions of royal Society*, t. III, p. 15.

se joindre une toux excessivement fatigante et une diar-
rhée qui affaiblit l'enfant à un tel point qu'il ne pouvait
plus se tenir sur ses jambes.

L'enfant fut reconduit de nouveeau, 30 décembre, à
l'Enfant-Jésus, d'où il était sorti, quarante jours avant, un
peu moins malade qu'il ne l'était alors.

Pendant que Pauline Beaubras donnait ses soins à son
enfant, elle fut prise elle-même de maux d'yeux. D'abord
elle souffrit de l'œil droit qui devint rouge ; ses paupières
se gonflèrent à un tel point que la malade ne pouvait plus
se servir de son œil, qui d'ailleurs devint en même temps
extrêmement sensible à la lumière. Bientôt l'œil gauche se
prit à son tour ; la malade éprouvait de vives douleurs,
et un mucus puriforme s'écoulait de ses yeux et lui en-
flammait les joues. Elle se borna à faire des lotions émollientes, et, vers le 20 janvier, elle souffrait moins, et ses
paupières étaient moins gonflées. Alors son mari fit sortir
son enfant de l'hôpital, ayant les yeux plus malades qu'à
son entrée. Pauline Beaubras s'exposa au froid, dans un en-
droit humide, et ses yeux devinrent bien plus malades qu'ils
ne l'étaient. La malade éprouva des frissons et de la fièvre ;
elle perdit l'appétit ; elle ressentit les maux de tête les plus
violents, et ses paupières devinrent extrêmement volumi-
neuses ; une ophthalmie des plus intenses se déclara ; une
matière verdâtre s'écoulait incessamment de ses yeux. Le
plus jeune de ses enfants, dont elle était accouchée deux
mois auparavant, tomba malade à son tour : ses yeux devinrent rouges et larmoyants ; ses paupières se tuméfièrent,
et peu de jours après il était impossible de lui voir les
yeux. A son entrée à l'hôpital, ses joues étaient rouges et
excoriées comme celles de sa mère.

Tel était l'état dans lequel se trouvait Pauline Beaubras
lorsqu'elle fut placée avec son enfant dans le service de
M. Blandin, salle Saint-Jean, n° 30. Ce fut en vain que cet ha-
bile chirurgien essaya de voir l'état dans lequel se trouvaient
les yeux de ces deux malades. Le gonflement des paupières

était tel, et l'écoulement si abondant, que ses efforts furent inutiles. L'aspect des yeux de ces deux malades, et l'ancienneté de la maladie pour la mère, qui souffrait depuis un mois, tout pouvait faire craindre une altération profonde; tout devait porter le chirurgien à agir énergiquement: c'est ce qui a eu lieu en effet. Un séton est placé derrière le cou de la mère, et un vésicatoire sur celui de l'enfant. Les yeux des malades sont cautérisés avec le crayon de nitrate d'argent, porté sur la conjonctive oculaire et palpébrale; un collyre au nitrate d'argent est prescrit (30 gram. d'eau pour 1 de nitrate d'argent); deux lavements purgatifs sont ordonnés, et la malade a pour tisane deux pots de bouillon aux herbes, avec 60 grammes de sulfate de magnésie. La diète absolue fut recommandée. Le collyre était commun à la mère et à l'enfant, qui prit du sirop de chicorée. Comme on le voit, aucune saignée n'a été pratiquée; la malade n'était pas d'un tempérament sanguin, et son pouls ne battait que 60 à 64 fois par minute.

Le 30 janvier, les paupières sont énormément tuméfiées, et chevauchent tellement l'une sur l'autre qu'il est impossible d'apercevoir l'œil en les soulevant. La même matière citée ci-dessus s'écoule des yeux des malades. La mère se plaint d'un violent mal de tête; insomnie, peu d'appétit, un peu de soif, point de fièvre. La cautérisation et le collyre la font beaucoup souffrir. La cautérisation, répétée deux fois par jour, et le collyre au nitrate d'argent, sont prescrits comme la veille; pansement du vésicatoire et du séton; une bouteille d'eau de Sedlitz pour la mère, avec du bouillon aux herbes et du sirop de chicorée pour l'enfant.

Le 1er février, les malades se trouvent dans le même état. La mère accuse des douleurs d'estomac et des faiblesses; ses seins sont flasques et ne fournissent plus à la nourriture de son enfant. M. Blandin lui donne trois soupes et du lait. Même prescription.

Les jours suivants, nos deux malades se trouvent un

peu mieux ; ils commencèrent à reposer la nuit, et les paupières diminuèrent de volume. Le même traitement fut continué. Toutefois, ce ne fut que le 6 février, huit jours après l'entrée des malades, qu'il fut facile d'apercevoir les cornées et les conjonctives des yeux de la mère. Quant aux yeux de l'enfant, les efforts furent vains : aussitôt que le chirurgien essayait de lever la paupière supérieure, le muscle releveur de celle-ci se contractait énergiquement, et l'œil venait se cacher sous l'orbite.

Le 6 février, dis-je, les yeux purent être examinés, et voici ce que l'examen le plus attentif des yeux de la mère nous fit connaître.

Les paupières sont moins tuméfiées et ne chevauchent plus l'une sur l'autre comme autrefois. Les conjonctives oculaires et palpébrales sont couvertes de bourgeons cellulo-vasculaires ; la matière qui s'écoule est moins abondante et moins verte ; la cornée droite présente une ulcé-ration en haut, au-dessus du champ de la pupille ; à gauche, l'iris est contracté et fait hernie au travers de la cornée, assez largement ulcérée à sa partie interne. La malade ne se plaint plus de douleurs de tête aussi violentes ; elle ne souffre que quand on la cautérise ou qu'on lui met son collyre. Point de fièvre, peu de soif, et la mère réclame des aliments. Même traitement ; tisane pectorale, des potages et du lait ; un purgatif.

Nous croyons pouvoir nous dispenser de reproduire jour par jour les détails de cette observation. Nous dirons qu'à partir de cette époque, le mieux va croissant ; la photophobie se calme, et la malade, à l'abri de ses rideaux, peut distinguer les objets qu'on lui présente. Bientôt la personne qui avait été chargée du soin de l'enfant apprit qu'il entr'ouvrait les yeux, et que l'altération qu'ils avaient éprouvée était peu grave. Le collyre et la cautérisation furent mis en usage pendant tout le mois de février ; les purgatifs furent répétés à des époques plus ou moins rapprochées, si bien que, dès les premiers jours de mars, nos deux malades étaient dans l'état le plus satisfaisant, ne présentaient plus aucune inquiétude. La mère et l'enfant sont sortis le 12 de ce mois parfaitement guéris. L'œil gauche de la mère présente un leucoma situé à la partie interne et supérieure de la cornée gauche. La vue de ce côté est un peu troublée; l'œil droit est tout à fait intact. Les yeux de l'enfant sont parfaitement conservés : il existe seulement un léger nuage sur un des deux yeux.

Ajoutons à cela deux observations où l'inoculation fut directe dans la première et probablement directe dans la seconde, et nous aurons tous les éléments qu'il nous faut pour établir que l'ophthalmie purulente des nouveau-nés est essentiellement contagieuse.

Observation de Mac Gregor.

Le 21 octobre 1809, vers quatre heures de l'après-midi, la nourrice Flamlly, injectant une lotion dans l'œil d'un enfant atteint d'ophthalmie purulente, fit jaillir de la seringue dans son œil droit quelques gouttes de cette lotion, *qui avait déjà servi à nettoyer les yeux malades.* Elle ne sentit point de douleur dans le moment, mais, vers neuf heures du soir, l'œil droit devint rouge et un peu douloureux; lorsqu'elle s'éveilla le lendemain matin, les paupières étaient tuméfiées : il y avait un écoulement purulent, de la douleur, etc. (1).

---

(1) Rognetta, *Traité des maladies des yeux*, pag. 306 (inédit).

Observation de M. Ecclenburg.

Une jeune fille de dix-sept ans, à la suite de soins donnés à un nourrisson atteint d'ophthalmie purulente, fut prise elle-même de la même affection ; malgré un traitement sévère, elle avait perdu l'œil en moins de quatre jours par rupture de la cornée, et l'on eut même beaucoup de mal à préserver du même sort l'autre œil, qui fut attaqué quelques jours plus tard. La mère de l'enfant qui a infecté la jeune fille avait une blennorrhée. Cette circonstance, M. Ecclenburg dit n'avoir jamais manqué de l'observer en même temps que l'ophthalmie purulente chez un nouveau-né. Il donne pour précepte de ne pas perdre le temps avec le froid, les astringents et autres moyens analogues, mais de recourir promptement aux antiphlogistiques les plus énergiques. Un autre enseignement ressort de cette observation : c'est qu'une ophthalmie purulente en apparence bénigne, chez un nouveau-né, peut donner naissance, chez un adulte, à une ophthalmie extrêmement grave (1).

Mais si l'efficacité réelle de la contagion est démontrée, si l'action des autres causes qui ont été invoquées est plus ou moins douteuse, je pense qu'on ne peut se refuser à admettre que des circonstances hygiéniques mauvaises peuvent amener aussi et faire naître l'ophthalmie purulente des nouveau-nés, ou faciliter son développement en aidant à sa contagion. M. Breschet regarde l'hiver

____

(1) *Journal des connaissances méd.-chirurg.*, 8ᶜ année, pag. 84, 1840.

comme la saison où elle est le plus fréquente ; M. Dequevauviller trouve le même chiffre pour le printemps et l'hiver. L'influence du froid et des courants d'air a été si évidente en 1841, qu'on avait remarqué que les enfants dont les berceaux étaient placés près des fenêtres en étaient plus souvent atteints.

L'encombrement des salles, la malpropreté, l'alimentation insuffisante ou artificielle, etc., toutes ces circonstances, enfin, ont été aussi invoquées, mais sans que leur étude ait encore beaucoup éclairé la question. Restons donc, pour ce qui est d'une origine autre que la contagion, dans un doute sage et réservé : ces grands mystères des étiologies primitives nous échappent ; et qui de nous peut espérer, dans l'état actuel de la science, de s'en faire l'interprète ?

Contentons-nous de l'observation de quelques faits, et il ressortira, je pense, de cette étude, que l'ophthalmie purulente des nouveau-nés peut posséder ou possède une triple origine : la contagion, l'endémie, et l'épidémie.

Symptômes et marche. — On peut considérer l'ophthalmie purulente des nouveau-nés comme parcourant trois périodes, qui souvent, il est vrai, *chevauchent* les unes sur les autres, mais qui, enfin, quelquefois se succèdent avec assez de régularité

pour qu'elles puissent être saisies et observées. Cette
division a son utilité, d'ailleurs, car il peut en dé-
couler des indications thérapeutiques importantes.

La distinction de ces périodes entre elles est pui-
sée dans la nature de l'écoulement; on le rencontre,
en effet :

1° Visqueux, incolore, transparent, *muqueux;*

2° Plus liquide et diversement coloré, *séreux;*

3° Épais, jaune ou verdâtre, *puriforme.*

Le plus ordinairement, dit M. Dequevauviller,
c'est pendant la nuit que débute la maladie; elle envahit dans la plupart des cas les deux yeux à la fois.

La première période est caractérisée par le gonflement de la paupière supérieure, dont le bord
libre prend une teinte rosée; quelquefois sa face
cutanée présente une ligne rougeâtre ou violacée,
que Billard et M. Baron regardent comme pathognomonique; un peu de mucus commence à pa-
raître; un léger développement vasculaire s'étend
des glandes de Meïbomius au milieu de la conjonctive palpébrale; les paupières ne sont pas encore
douloureuses, leurs bords commencent à s'agglu-
tiner entre eux.

La deuxième période est caractérisée par un
écoulement plus abondant et moins épais, qui revêt
tous les caractères de la sérosité; il reste souvent
incolore, mais quelquefois prend une teinte jaunâtre ou verdâtre. En même temps, la rougeur de

la conjonctive devient plus marquée; l'injection vasculaire se dessine sur toute la muqueuse palpébrale,
tantôt envahit la sclérotique, tantôt la respecte
(Dequevauviller), la respecte toujours (M. Velpeau).

L'enfant garde ses yeux constamment fermés, et
le gonflement des paupières est augmenté; il est
plutôt œdémateux qu'inflammatoire, et la peau,
fortement tendue, livide, luisante, forme une tu-
meur qui déborde considérablement l'orbite, tandis que son extrémité libre, bridée par le cartilage tarse, comprime le globe de l'œil, et retient
le muco-pus dans la cavité conjonctivale. La muqueuse, boursouflée, vient faire hernie entre la
commissure, et détermine un ectropion momen-
tané. Ce gonflement de la paupière est dû le plus
souvent à l'infiltration séreuse du tissu cellulaire
palpébral; infiltration qui, continuant sa marche,
ne tarde pas à s'étendre entre la conjonctive et la
sclérotique.

A la troisième période, on voit apparaître une
gouttelette de muco-pus entre les cils; au milieu du
liquide que laissent écouler les yeux, nagent quelques stries opaques qui deviennent de plus en plus
nombreuses (Dequevauviller), et finissent par constituer l'écoulement mucoso-purulent lui-même,
diversement coloré en jaune, en vert, en rougeâtre,
tantôt comme émulsif et lactescent (Carron du Vil-

lards); à cette période, il devient âcre et peut excorier la peau de la joue (Rognetta).

L'injection de la conjonctive a fait des progrès rapides; elle s'étend et devient palpébrale, ou oculo-palpébrale, dans le rapport de 57 à 183 : ce qui justifie un peu l'opinion de M. Velpeau dans ce qu'elle me paraît avoir de trop exclusif. La conjonctive est transformée en une surface fongueuse, boursouflée, saignante; la cornée peut être saine encore, au milieu de ces désordres. C'est alors qu'on voit apparaître des granulations dues à la phlogose et au développement des follicules de la membrane muqueuse. M. Dequevauviller décrit certains replis de la conjonctive, devenue chémosique, qui sont comme pédiculés, et qui ont été observés aussi par M. Rognetta, et auxquels il donne le nom de *végétation*. Le liquide purulent suinte de toute la surface, séjourne au milieu de ces anfractuosités pendant un temps plus ou moins long, et s'écoule enfin en grande quantité sur toute la partie supérieure de la face. C'est alors que la cornée, se trouvant *enfouie*, pour ainsi dire, sous un chémosis énorme et inflammatoire, subit des altérations irrémédiables et profondes : elle devient comme spongieuse, mollasse, macérée; elle a perdu toute sa transparence, et le liquide purulent interposé entre ses lames s'échappe par ulcération, offrant ainsi une ouverture non pénétrante cependant encore, mais interstitielle aux onyx multiples qui s'y sont développés ; ensuite elle se perfore dans toute son épaisseur, et cela dans un point seulement ou dans toute son étendue, comme si elle se *désenchâssait* d'avec la sclérotique ; l'iris est mis à nu ou vient s'appliquer, en forme de hernie, à travers la perforation ; les humeurs de l'œil s'écoulent, et l'organe est perdu sans ressource.

Les symptômes généraux sont graves : souvent on voit apparaître ceux de la méningite, et toujours ceux qui accompagnent les phlegmasies violentes.

Comme pour l'ophthalmie gonorrhoïque, nous voyons à celle-ci des suites redoutables : le stahylôme, plus fréquent encore à cause de la structure spongieuse de la cornée à cet âge (Scarpa); la cataracte capsulaire centrale (Mackenzie); le leucôme, l'oscillation des yeux, le *tremulus iridis*, le strabisme, l'amaurose, la blépharite chronique, le trichiasis, le ptérygion, le pannus, et souvent l'ectropion.

La mort peut avoir lieu ; mais alors toujours à la suite de complications de phlegmasies pulmonaires ou viscérales. M. Stœber cite aussi deux cas de méningite survenue pendant la durée d'ophthalmies purulentes, et qui, liée ou non à la maladie oculaire, a entraîné la perte des jeunes malades.

Le pronostic sera donc fâcheux en présence de

toutes ces éventualités; mais il est heureux de pouvoir ajouter que la résolution vient souvent ci mettre un terme à ces dangers. M. Dequevau-villcr, qui, déjà, nous a si souvent servi de guide dans cette étude, nous apprend qu'il l'a observée 134 fois sur 209; et alors l'infiltration du tissu sous-muqueux disparaît, la circulation se rétablit dans les vaisseaux de la conjonctive, et l'état vas-culaire, comme érectile, est remplacé par une rou-geur locale et disséminée qui, suivant M. Sichel, persiste pendant plusieurs jours. Mais tant que la moindre trace d'injection se manifeste, il faut bien se garder de croire que la résolution est acquise, la cause la plus légère pouvant ramener la maladie.

Quelquefois, arrivée à son déclin, l'ophthalmie prend une forme chronique, et les granulations palpébrales persistent pendant un temps infini, amenant encore par leur présence et le frottement qu'elles exercent sur la cornée des dangers immi-nents et d'une autre nature, indépendamment de la douleur et du larmoiement.

C'est, dans la généralité des cas, sur la conjonc-tive palpébrale que se rencontrent les granulations: elles sont très-rares sur la conjonctive oculaire, et des deux paupières, c'est l'inférieure qui en est le plus communément le siége.

Une condition essentielle pour qu'elles se déve-loppent, dit M. Rognetta, c'est que la phlogose ait duré pendant un certain temps et à un certain degré d'intensité.

Nous aurons, quand nous nous occuperons du traitement collectif des ophthalmies purulentes, à revenir souvent sur la nature et le diagnostic de ces granulations ; pour le moment, je ne fais qu'en signaler l'existence comme liée, d'une manière étroite et fréquente, à la maladie dont l'étude vient de nous occuper.

CHAPITRE III.

DE L'OPHTHALMIE PURULENTE ÉGYPTIENNE ET DES ARMÉES.

Ophthalmie purulente épidémique ; ophthalmie des Orientaux ; ophthalmie asiatique ; ophthalmie contagieuse ; ophthalmie des armées et des camps ; ophthalmie militaire ; ophthalmie belge ; ophthalmie des vaisseaux ; ophthalmie endémique d'Égypte ; conjonctivite purulente d'Égypte ; ophthalmie catarrhale maligne.

Si, pour bien des auteurs, il existe une différence tranchée de nature, de symptômes et d'origine, entre l'ophthalmie d'Égypte et d'autres maladies analogues qui ont régné ou qui règnent épidémiquement encore dans d'autres pays, il en est un bien plus grand nombre encore qui n'hésitent pas à proclamer l'identité de toutes ces maladies si diversement considérées.

Ces opinions contraires, professées et soutenues par des hommes également habiles, qui n'ont point osé se prononcer définitivement entre elles, me mettent dans la nécessité de me justifier ici d'avoir, pour ainsi dire, décidé la question en réunissant dans une même description ces deux maladies, que beaucoup d'observateurs regardaient comme tout à fait différentes.

Mais, disons-le tout d'abord, il n'est peut-être pas aussi difficile qu'on le croirait d'expliquer le mécanisme de la divergence d'opinions et de théories au sujet des maladies qui nous occupent. En effet, en relisant avec attention les différents travaux qui ont été publiés sur ce sujet, en comparant entre elles les observations, en étudiant symptôme à symptôme toutes les phases diverses de ces affections, on ne tarde pas à voir qu'il existe une ressemblance remarquable entre elles pour tout ce qui se rapporte à leur symptomatologie.

Depuis Larrey et Assalini, jusqu'à MM. Jungken, Decondé, Degousée, Caffe, Florio, Lusardi, Fallot, Lutens, Cunier, Van Housebrouck, Graeffe, Rust, Walther, Halling, Ritner, Volet, auxquels la science est redevable de travaux importants sur la maladie qui nous occupe, on voit régner une telle similitude entre la symptomatologie de ces affections, observées sous des latitudes si diverses, à des époques différentes, et développées dans mille circonstances souvent opposées, que, malgré soi, on sent venir à son esprit cette conviction : c'est qu'on a affaire à des affections analogues, pour ne pas dire identiques.

Aussi, comme je le fais remarquer en écrivant ces paroles, ce n'est pas là que se rencontre la divergence entre les auteurs. Tant qu'ils sont restés dans la description, tant qu'ils sont restés pratiques et sévères observateurs de la nature, ils ont été vrais; mais bientôt, ne se contentant pas des faits, entraînés par ce besoin de tout comprendre et de tout expliquer, ils ont abordé sans crainte cette question épineuse et ardue des étiologies, marchant dans l'hypothèse comme ils avaient marché dans l'observation, avec ardeur, avec persévérance, mais ne voyant pas que le terrain avait changé.

C'est alors que sont nées ces opinions diverses et contradictoires que je ne discuterai pas ici, mais que je ne puis m'empêcher de mentionner, ne fût-ce que pour faire voir jusqu'où peuvent conduire l'hypothèse et la prévention.

Les uns, et c'est le plus grand nombre, regardent l'ophthalmie égyptienne comme ayant été importée en Europe par les armées anglaise et française, après l'expédition de Bonaparte en Orient: MM. Stœber (1), Carron du Villards (2), Samuel Cooper (3), Josat (4), Rognetta (5), Lusardi (6),

---

(1) *Maladies des yeux*, p. 187.
(2) *Guide pratique*, tome II, p. 49.
(3) *Dict. de chir.*, art. OPHTHALMIE.
(4) Josat, *Rapport à l'Institut historique*, p. 16.
(5) *Traité d'ophthalmie*, p. 309.
(6) *Recherches sur l'ophthalmie*, p. 11.

8

Laugier (1), et autres, se rattachent à cette opinion.

Mackenzie pense qu'elle peut naître dans tous les climats, et n'est pas l'effet d'un virus importé d'Égypte; que l'ophthalmie d'Égypte et celle d'Europe sont, en un mot, deux maladies semblables, nées dans des circonstances analogues, etc.

Lawrence ne voit entre elles que les différences apportées par les climats.

Van Mons et Vleminckx attribuent l'ophthalmie belge à la gêne apportée dans l'accomplissement de la circulation générale de la tête par le col d'uniforme et le shako des soldats.

Van der Brouck, enfin, préoccupé des causes indiquées par les voyageurs comme produisant l'ophthalmie d'Égypte, n'hésite pas à admettre que, chez les soldats belges, elle a été causée par la poudre de blanc d'Espagne et de tripoli qu'ils emploient pour nettoyer leurs armes et leurs buffleteries !!

Voilà cependant où l'on en est arrivé pour avoir abandonné le champ, si vaste et si fécond, de l'observation et de l'expérience, pour celui, si vague et si fertile en erreurs, de la spéculation !

Laissons au plus vite de côté toutes ces théories et toutes ces hypothèses, qui ne nous ont occupé

____

(1) *Dict. de méd. et de chir.*, t. v, p. 331.

que trop longtemps déjà, pour ne chercher seulement qu'à saisir, dans les maladies qui font le sujet de notre étude, certaines formes et certains caractères que nous verrons peut-être surgir, et qui, du moins, pourront être accessibles à notre observation.

Ces caractères généraux sont le caractère épidémique ou endémique et le caractère contagieux, reconnus, avoués, et mis hors de doute par une foule d'observateurs.

Comme je le disais au commencement de ce travail, et comme je puis encore le répéter ici, il est hors de doute que, sous certaines influences inconnues, par des températures différentes, sous des latitudes diverses, comme en Égypte, dans l'Inde, en Guinée, en Belgique, en Espagne, en Crimée, en Chine (1), on voit se développer l'ophthalmie qui nous occupe, et elle revêt la forme épidémique la plus incontestable.

Je ne puis résister au désir de citer ici un exemple célèbre de cette maladie, sévissant sur l'équipage d'un vaisseau négrier, et n'épargnant personne, au point qu'il vogua plusieurs jours à l'aventure, faute d'un homme sain à bord pour le conduire : dans ce cas, la maladie paraît s'être développée sous l'influence de l'encombrement.

---

(1) Currel, *Annales d'oculistique*, t. x, p. 238.

Le navire négrier français *le Rôdeur,* du port de 200 tonneaux, capitaine B..., quitta le Havre le 24 janvier 1819, pour la côte d'Afrique, arriva à sa destination le 14 mars, et jeta l'ancre devant Bonny. L'équipage, composé de vingt-deux hommes, jouit d'une bonne santé pendant toute la traversée et pendant son séjour à Bonny, jusqu'au 6 avril. On n'avait observé aucune trace d'ophthalmie parmi les habitants de la côte, et ce ne fut que quinze jours après que *le Rôdeur* eut repris la mer, alors qu'il était presque sous l'équateur, que les premiers symptômes de la maladie se manifestèrent. On remarqua que les nègres, qui étaient entassés au nombre de 160, à fond de cale et dans l'entrepont, avaient contracté une rougeur très-vive des yeux, qui se propageait avec rapidité d'un individu à l'autre. D'abord l'équipage ne fit pas grande attention à cet accident, supposant qu'il était produit simplement par le manque d'air renouvelé et par la rareté de l'eau ; car on avait déjà fixé la ration d'eau à 8 onces par jour, et quelque temps après, cette ration fut réduite à un demi-verre. On pensa qu'il suffisait de faire usage d'un collyre, composé d'une infusion de fleurs de sureau, et, d'après les conseils de la personne qui faisait les fonctions de chirurgien de marine, de faire monter, chacun à son tour, les nègres sur le pont. Mais on fut obligé d'abandonner cette mesure salutaire, car les pauvres Africains arrachés à leur pays natal, dans leur désespoir, s'embrassaient et se jetaient à la mer. La maladie, qui s'était répandue parmi les nègres d'une manière aussi effrayante que rapide, commença alors à attaquer l'équipage. Le premier qui en fut atteint fut un matelot qui avait couché sur le pont, auprès du treillis qui fermait la communication de l'entrepôt avec le fond de cale. Le lendemain, un mousse fut atteint de l'ophthalmie, et trois jours plus tard, le capitaine était malade, avec presque tout l'équipage. Le matin, en se réveillant, les malades éprouvaient un léger picotement ou prurit sur le bord libre des paupières, qui devenaient rouges et tuméfiées.

Le jour suivant, la tuméfaction des paupières avait augmenté, et s'accompagnait de douleur aiguë. Dans le but de se soulager, ils s'appliquaient sur les yeux des cataplasmes de riz aussi chauds qu'ils pouvaient les supporter. Le troisième jour de la maladie, les yeux devinrent le siége d'un écoulement de matière jaunâtre, d'abord un peu claire, mais qui ensuite devint visqueuse et verdâtre. Cet écoulement était si abondant, que les malades n'avaient qu'à ouvrir les yeux de quart d'heure en quart d'heure pour que le liquide tombât par gouttes. Dès le commencement de la maladie, l'action de la lumière était douloureuse, et les larmes coulaient en abondance. Quand le riz vint à manquer, on fit des cataplasmes avec du vermicelle. Le cinquième jour, des vésicatoires furent appliqués à la nuque chez quelques malades ; mais les cantharides ayant été bientôt épuisées, on tâcha de les suppléer par l'usage de pédiluves contenant de la moutarde, et en exposant les paupières tuméfiées à la vapeur d'eau chaude. Loin de diminuer sous l'influence de ce traitement, la douleur augmentait de jour en jour, de même que le nombre de ceux qui perdaient la vue ; de sorte que l'équipage non-seulement craignait une révolte parmi les nègres, mais encore était tourmenté par la crainte de ne pouvoir manœuvrer le navire jusqu'à ce qu'il eût atteint les Indes occidentales. Un seul matelot avait échappé à la contagion, et toutes les espérances reposaient sur lui. *Le Rôdeur* avait déjà rencontré un navire espagnol, *le Léon*, dont tout l'équipage était tellement affecté de la même maladie, qu'il ne pouvait plus diriger son navire, et qu'il implorait l'aide du *Rôdeur*, qui était lui-même presque aussi dénué de ressources. Les matelots du *Rôdeur* ne pouvaient pas abandonner leur navire à cause des nègres, et n'avaient pas de place pour recevoir l'équipage du *Léon*. La difficulté de faire vivre tant de malades dans un espace si étroit, et le manque de provisions fraîches et de médicaments, portaient ceux qui vivaient encore à envier le sort des mourants, et la même

destinée semblait devoir être commune à tous dans peu
de temps. Cette pensée causait une consternation générale.
Quelques matelots firent tomber entre leurs paupières
quelques gouttes d'eau-de-vie, qui produisirent un peu de
soulagement; ce qui aurait pu faire entrevoir au chirurgien
l'utilité d'un traitement local stimulant. Le douzième jour,
les matelots qui avaient obtenu quelque amélioration vinrent sur le pont pour soulager les autres. Quelques-uns
eurent la maladie à trois reprises différentes. La tuméfaction des paupières s'étant dissipée, on observa quelques
phlyctéoules sur la conjonctive oculaire. Le chirurgien eut
l'imprudence de les ouvrir, pratique qui se montra funeste
sur lui-même, car il resta aveugle sans ressource. Lorsque
le navire arriva à la Guadeloupe, le 21 juin, les hommes
de l'équipage étaient dans un état déplorable; mais en
très-peu de temps, grâce à des provisions fraîches, et par
l'emploi de simples lotions d'eau de fontaine et de suc de
citron, recommandées par une négresse, ils éprouvèrent
une amélioration notable. Trois jours après leur arrivée à
terre, le seul homme qui, pendant le voyage, eût échappé
à la contagion, fut pris à son tour des mêmes symptômes,
et l'ophthalmie suivit sa marche comme elle avait fait chez
les autres à bord. Des nègres, trente-neuf restèrent complétement aveugles, douze perdirent un œil, et quatorze
conservèrent des taches plus ou moins considérables sur la
cornée. De l'équipage, douze hommes perdirent la vue; le
chirurgien était de ce nombre; cinq, parmi lesquels se trouvait le capitaine, perdirent un œil; quatre restèrent avec
des taches très-étendues sur la cornée et des adhérences
de l'iris à cette dernière membrane.

Le caractère contagieux de la maladie me paraît
tout aussi bien démontré que le caractère endémique, mieux peut-être encore; car non-seulement l'observation me semble devoir le faire admettre, mais
l'expérience directe l'a établi sur des bases solides.

Entre toutes les observations de contagion acci-
dentelle, je ne citerai que les deux suivantes, rapportées par Mackenzie, et qui mettent hors de
doute cette aptitude nouvelle que nous reconnais-
sons dans l'espèce d'ophthalmie qui nous occupe.

Une infirmière du Military-Asylum , étant occupée, vers
neuf heures du matin, à injecter un liquide, au moyen
d'une seringue, dans les yeux d'un malade dont les deux
paupières étaient très-gonflées et fournissaient une suppuration abondante, s'aperçut qu'une petite quantité
de cette matière, mêlée avec le liquide injecté, avait
rejailli dans son œil gauche. On lui conseilla de bassiner immédiatement son œil avec de l'eau tiède ; ce qu'elle fit pendant plusieurs minutes. Malgré cette précaution, vers sept
heures du soir, son œil gauche devint le siége d'un prurit
si intense qu'elle ne put s'empêcher de le frotter. Quand
elle se réveilla le lendemain matin, l'œil était considérablement enflammé, les paupières étaient tuméfiées, et quand
elle remuait le globe oculaire, elle éprouvait la sensation
que fait éprouver le sable logé entre cet organe et les paupières. Dans la journée, il sortit de l'œil une matière purulente, et il survint d'autres symptômes qui se montrèrent
semblables à ceux que présentait l'enfant confié à ses soins.
Cependant la maladie céda en quatorze jours au traite-
tement ordinaire, et l'œil droit resta sain pendant toute la
durée de la maladie de l'œil gauche.

Une autre infirmière, lavant les yeux d'un garçon atteint d'une ophthalmie purulente très grave, avec de l'eau
chaude, vers huit heures du matin, porta par inadver-
tance à son œil droit l'éponge dont elle s'était servie ; elle
en parla aussitôt aux autres infirmières, mais elle ne prit
aucune mesure pour prévenir l'infection. Entre trois et

quatre heures de l'après-midi du même jour, son œil devint le siége d'un prurit considérable, et avant le moment où elle se coucha, il était considérablement enflammé. Le lendemain matin, ses paupières étaient gonflées; elle éprouvait de la douleur quand elle les remuait, et toute la surface antérieure du globe de l'œil était enflammée à un haut degré; un liquide purulent commença aussi à couler de l'angle interne de l'œil sur la joue; les symptômes s'aggravèrent; et malgré les moyens auxquels on eut recours, le globe de l'œil creva au devant de la pupille. Le quatrième jour, après le contact de la matière purulente, sa vue fut irrévocablement perdue dans cet œil, et l'inflammation dura plus de trois mois; mais l'œil gauche ne devint pas malade.

Pour la contagion directe ou expérimentale, MM. Fourcault (1) et Decondé (2) rapportent, dans leurs ouvrages, des cas d'inoculation de muco-pus à des chiens, à des lapins et à des cabiais, suivis constamment de succès.

Kirchoff a obtenu le même résultat d'inoculations qu'il a osé pratiquer sur l'homme.

Mais en voilà assez sur la partie spéculative de la question dont je dois m'occuper; nous allons entrer maintenant dans le domaine des faits, et ce qu'il nous reste à dire n'aura pas à subir les oscillations continuelles dont nous venons de voir tant d'exemples.

---

(1) *Gaz. méd.*, 1841, pag. 174.
(2) *Gaz. méd* , 1841, pag. 235.

En vertu du rapprochement que nous venons d'établir entre l'ophthalmie d'Égypte et l'ophthalmie des armées, je dois présenter une description unique de leurs symptômes, sans oublier de faire ressortir, à mesure qu'elles se manifesteront, les différences légères qui pourraient avoir été signalées dans la marche générale de la maladie.

Symptômes. — Marche. — La maladie commence par un léger prurit aux paupières, soit à leur face interne, soit à leur face cutanée, suivi d'une sensation semblable à celle que produirait un grain de sable introduit dans l'œil ; l'impression de la lumière devient désagréable ; une démangeaison incommode et comme brûlante occupe la région palpébrale et surcilière ; la conjonctive commence à s'injecter, surtout dans la partie qui tapisse les cartilages tarses. Cette période paraît durer un peu plus longtemps dans l'ophthalmie des armées que dans l'ophthalmie d'Égypte.

Peu à peu l'injection envahit la conjonctive scléroticale ; celle-ci se gonfle rapidement, surtout au pourtour de la cornée, qui se trouve environnée et comme recouverte par un bourrelet chémosique, sans avoir encore perdu rien de sa transparence ; la pupille et l'iris sont dans leur état normal ; la photophobie a augmenté; il en est de même du larmoiement.

Si, à cette période, on renverse les paupières, on y remarque quelquefois de petites vésicules que plusieurs auteurs, et M. Lutens en particulier, attribuent à la turgescence des orifices des cryptes mucipares : ce sont peut-être les phlyctènes dont parle M. Burkard-Elbe, et que ce médecin regarde comme le phénomène le plus constant qui précède les granulations palpébrales ; assertion qui peut être vraie, mais qui n'a pas été vérifiée jusqu'ici. Alors apparaît la sécrétion mucoso-purulente, d'abord légère et ténue comme dans l'ophthalmie des nouveau-nés, puis bientôt purulente, sans passer par d'autres périodes.

Mais il s'en faut de beaucoup que toujours l'apparition de l'écoulement suive cette marche régulière ; quelquefois, d'après Mackenzie, la matière purulente se forme de si bonne heure, que lors même que l'inflammation ne s'est pas étendue au delà de la conjonctive palpébrale, on trouve du pus en renversant la paupière, bien qu'il ne soit pas encore en assez grande quantité pour s'écouler.

Des élancements douloureux se font sentir subitement dans l'œil ou dans le front ; quelquefois, au lieu de suivre cette marche rapide et comme suraiguë, la maladie paraît s'établir à l'état chronique et persister dans cet état (Carron du Villards).

Peu à peu, tantôt en quelques heures, tantôt en quelques jours, la conjonctive prend un aspect couleur lie de vin, violacé; ses vaisseaux sont gonflés par du sang rouge, et forment sur la sclérotique un réseau épais, mille fois entre-croisé (pannus) et souvent parsemé de petites ecchymoses: phénomène qui n'a pas échappé à l'observation de Lawrence pour l'ophthalmie gonorrhoïque. La membrane muqueuse elle-même s'épaissit et gêne le mouvement des paupières; son repli semi-lunaire est énormément agrandi, et le tissu cellulaire qui lui est sous-jacent s'infiltre de sérosité. Le chémosis est tellement considérable, que la muqueuse vient faire hernie entre les paupières; celles-ci prennent une couleur livide et sont énormément tuméfiées : alors apparaissent des douleurs atroces dans l'œil et le front.

L'écoulement est devenu tout à fait puriforme, il augmente rapidement et varie quelquefois de quantité; le liquide s'écoule en partie entre les paupières ou se loge entre leurs replis.

L'état général alors est celui des phlegmasies graves, accompagné des troubles qu'elles entraînent.

Arrivée à cette période de maximum d'intensité, la maladie peut se compliquer d'accidents locaux redoutables, ayant pour siége les différentes parties de l'œil, ou bien diminuer et tendre vers la résolution.

Les accidents qui peuvent survenir sont, comme dans les autres ophthalmies dont nous avons parlé, l'onyx et la perforation de la cornée, la hernie de l'iris, le staphylôme, la cataracte, etc.

Quant à la résolution, elle s'opère de la manière suivante : le chémosis qui remplissait l'espace inter-oculo-palpébral commence à se contracter ; le liquide est fourni en moindre quantité, il quitte son apparence puriforme pour prendre l'aspect caillebotté qu'il avait à son début ; mais la conjonctive reste longtemps rouge, villeuse, moins longtemps cependant encore dans l'ophthalmie d'Égypte que dans celle des armées ; la photophobie et le larmoiement disparaissent ; la sécrétion mucoso-purulente se tarit peu à peu, en parcourant en sens inverse les périodes qu'elle avait eu à franchir pour se constituer et arriver à son summum d'intensité.

Revenons à présent sur ce caractère que j'ai omis à dessein dans le paragraphe de la marche de la maladie, parce qu'il a été assez diversement envisagé, et que, tandis que pour les uns, MM. Carron du Villards, Vecht, Rognetta, il était commun aux deux espèces d'ophthalmies, celle d'Égypte et celle d'Europe ; pour d'autres, MM. Decondé et Lusardi, il est pathognomonique de ces affections : je veux parler de la granulation.

Cette altération, qui peut siéger sur les deux paupières et sur la conjonctive oculaire, est cependant plus fréquente à la face interne de la paupière inférieure.

Tantôt elle consiste en de petits grains de la grosseur d'une très-petite tête d'épingle, perlés ou rougeâtres, sur un fond quelquefois blanc et lisse, d'autres fois légèrement rosé, et que traversent de petits vaisseaux dilatés. Ces grains sont quelquefois peu nombreux, discrets, et situés dans l'espace compris entre le bord adhérent du cartilage tarse et le globe de l'œil, surtout du côté externe; chez d'autres malades, enfin, la muqueuse, rouge et épaissie, offre un plus grand nombre de saillies granuleuses de forme arrondie, rugueuses ou veloutées, quelquefois confluentes, très-nombreuses, plus prononcées encore au fond de la paupière et vers l'angle externe de l'œil, sur les replis qu'on y observe, et diminuant en nombre et en volume à mesure que la conjonctive s'avance sur le cartilage tarse et le bord libre des paupières. Mais une espèce plus rare d'altération analogue, c'est celle qu'on remarque chez certains malades dont la conjonctive, même après la résolution de la maladie, reste fort longtemps rouge et comme ramollie; chez ces individus, on trouve sur la membrane muqueuse des replis veloutés couverts de granulations aplaties, comme pédiculées et vésiculeuses. On a, en général, attribué cette forme de granulation à l'ancienneté de la maladie, ou on l'a considérée comme la suite de récidives.

La présence de la granulation est, suivant M. Lusardi, le vrai caractère qui distingue l'ophthalmie des armées et l'ophthalmie égyptienne de toutes les autres espèces d'ophthalmie; car, « dans ces dernières, dit-il, la conjonctive palpébrale : dans l'état inflammatoire le plus aigu, est extrêmement rouge, mais unie et comme veloutée, laissant apercevoir des vaisseaux injectés; mais il n'existe *aucune* granulation, comme dans l'ophthalmie dont il est question » (1).

Voilà une assertion explicite et positive; nous allons maintenant en voir de contraires.

« Dans l'ophthalmie d'Égypte, dit M. Stœber, lorsque la tuméfaction n'empêche pas de renverser les paupières en dehors et d'examiner leur surface intérieure, on trouve la conjonctive qui tapisse la paupière inférieure rouge, boursouflée, tandis que celle qui tapisse la paupière supérieure présente une surface granulée, tuméfiée. Ces *granulations* paraissent être formées par les glandes muqueuses; les grains sont de la grosseur d'un grain de millet, et serrés les uns contre les autres de manière cependant à former de petits lobes, etc. » (2).

On objectera peut-être, à cette description si claire de M. Stœber, qu'en effet, réunissant les

---

(1) Lusardi, *De l'Ophthalmie cont.*, p. 16.
(2) Stœber, *Manuel d'ophthalmologie*, p. 187.

deux maladies dans la même description, il donne un caractère comme commun, tandis qu'il ne serait qu'isolé.

Je l'accorde. Continuons cette revue des opinions, opinions qui, certes, jusqu'à présent, quoique en matière de faits, ne se sont pas fait remarquer par leur unanimité : ce qui prouve que les faits peuvent donner lieu à autant d'illusions que les doctrines.

« Dans l'ophthalmie égyptienne, on trouve, dit M. Carron du Villards, la conjonctive villeuse, boursouflée, couverte de petites élévations molles, fongueuses, qui, à mesure que la maladie s'éloigne de l'état aigu, se durcissent et prennent le nom de *granulations :* phénomène dont quelques ophthalmologistes modernes s'attribuent la découverte » (1).

M. Laugier décrit l'aspect granuleux de la conjonctive comme accompagnant l'ophthalmie d'Égypte (2).

M. Vidal, enfin, qui a eu l'occasion d'étudier cette maladie chez des individus qui arrivaient d'Égypte en Provence, signale aussi l'aspect granuleux que présente la paupière supérieure (3).

De tout ce qui précède, n'est-il pas acquis à l'observateur que la granulation est loin d'être le signe

---

(1) *Guide pratique*, tome ii, p. 54.
(2) Loc. cit., p. 332.
(3) *Pathologie externe*, t. iii, p. 246.

pathognomonique de l'ophthalmie des armées, et que ce symptôme est commun, au contraire, à cette ophthalmie et à celle d'Égypte, à toutes les ophthalmies purulentes, enfin? Car nous venons de faire voir qu'on le rencontrait aussi dans les deux autres formes d'ophthalmie dont nous venons de parler.

Ce signe, qui était en litige, étant reconnu commun aux deux affections, que reste-t-il, je le demande, pour justifier ceux qui considèrent ces affections comme différentes?

Est-ce dans le plus ou moins de rapidité du développement, le plus ou moins de gravité, l'état chémosique plus ou moins manifeste, les symptômes généraux plus ou moins importants, qu'on doit puiser la raison de cette différence? Cela me paraît peu probable, et il me semble qu'on ne peut se refuser à admettre que deux maladies qui suivent la même marche, les mêmes symptômes, auxquelles, jusqu'au traitement même, tout paraît être commun, ne soient ou deux maladies identiques, ou au moins deux maladies tellement voisines et tellement analogues, qu'on est largement autorisé à les confondre dans la même description.

CHAPITRE IV.

DES OPHTHALMIES PURULENTES CHRONIQUES.

On ne peut pas, à proprement parler, admettre dans ces maladies un état chronique primitif, et leur caractère commun et propre tout à la fois est une acuité dans les symptômes et une rapidité dans la marche qui ont de tout temps frappé exclusivement l'attention des observateurs.

Mais quelquefois, pendant la période la plus aiguë de ces ophthalmies, sous l'influence de causes inappréciées, ou sous celle d'un traitement quelconque, sage ou empirique, il peut s'opérer une résolution incomplète ou passagère : la maladie est alors comme entravée dans sa marche ascendante de gravité et de phlogose, et un état particulier se manifeste. Plus souvent il n'en est pas ainsi, et la maladie, pour arriver à l'état chronique, parcourt ses différentes phases et s'arrête à son déclin sans continuer à décroître, conservant un caractère sub-inflammatoire, et présentant à l'observateur certaines altérations de tissu qui ont été tour à tour considérées comme causes ou comme effets.

Tout cela s'accompagne de phénomènes particuliers, dont quelques-uns sont propres à la classe de maladies qui nous occupe, et les autres communs à toutes les ophthalmies chroniques en général.

Par ordre dé fréquence, l'ophthalmie gonorrhoïque est celle où la tendance à l'état chronique est la moins marquée; puis viennent, à un bien petit intervalle l'une de l'autre, l'ophthalmie purulente des nouveau-nés et celle d'Égypte ou des armées.

Suivant M. Rognetta, la photophobie est le signe le plus évident de chronicité; mais, suivant Middlemore et Tyrrell, qui se sont occupés avec tant de soin de quelques-unes des altérations qui accompagnent l'état chronique de ces maladies, on ne peut s'empêcher d'admettre que ce signe ne perde un peu de sa valeur. En effet, en lisant quelques observations d'ophthalmies présentant tous les caractères de l'état chronique, c'est-à-dire le trachoma, le tylosis, les granulations, etc., on y voit la photophobie indiquée non comme un symptôme prédominant, mais comme un signe dont l'existence ne peut être révoquée en doute. Et en effet, en y réfléchissant, on comprend qu'il ne peut pas en être autrement : toutes ces altérations diverses de la conjonctive dont je viens de parler, et qui, avec quelques autres, forment les caractères anatomiques les plus tranchés de la maladie qui fait le sujet de notre étude; toutes ces altérations, dis-je, ont sur la cornée une action directe, mécanique;

elles agissent sur elle à la manière des corps étran-
gers, qui l'irritent par leur contact et leur frottement,
et amènent dans les fonctions et dans la vitalité de
la membrane transparente de l'œil des troubles
que la photophobie traduit à l'extérieur. On le
sait, et M. Velpeau l'a démontré, toutes les affections phlegmasiques de la cornée ont la photophobie pour symptôme.

C'est le propre de ces ophthalmies chroniques
de présenter presque toujours, sur la muqueuse
qui revêt les paupières, les altérations qui les ca-
ractérisent ; ce n'est que dans des circonstances
assez rares que la maladie se propage à la péri-
phérie de la conjonctive oculaire, et qu'elle s'a-
vance même sur la cornée. Cela s'explique encore
en songeant aux différences de structure qui existent entre la conjonctive palpébrale et la conjonctive oculaire : la première, plus épaisse, villeuse,
vasculaire au suprême degré, renfermant dans son
épaisseur des organes sécréteurs qui l'animent, est,
pour ainsi dire, moins solidement unie aux parties
sous-jacentes, en rapport avec des tissus plus vi-
vants; tandis que la seconde, possédant toutes
ces propriétés à un bien moindre degré, fixée sur
du tissu fibreux, n'est guère qu'une surface lubri-
fiée, en présence de l'autre, qui est, dans toute
l'acception du mot, une surface lubrifiante.

C'est donc sur la portion la plus *active*, la plus

vitale, la plus *compliquée* de la conjonctive, que se porteront les altérations; et cela se comprend de reste, quand on considère quel rang pathologique occupent, dans l'histoire des développements et de la marche de l'ophthalmie purulente, les altérations dites primitives ou secondaires de la conjonctive palpébrale, comparées à celles de la conjonctive oculaire.

En un mot, le siége anatomique des ophthalmies purulentes étant principalement la conjonctive palpébrale, c'est là que devront se rencontrer les altérations qui constituent l'état chronique de ces maladies; bien entendu que ces altérations ne sont pas la maladie elle-même, et qu'elles seront accompagnées de troubles physiologiques dont l'ensemble constitue l'état chronique.

Symptômes physiques; objectifs. — Tout état aigu ayant disparu en apparence, la réaction générale étant éteinte, on voit l'organe rester dans le même état, sans que la résolution s'opère: ainsi la conjonctive palpébrale ou quelquefois oculaire est rouge, le chémosis est conservé; la face interne des paupières est couverte de granulations ou de franges vasculaires; le bord libre des paupières est rouge et enflammé; la cornée est plus ou moins nuageuse, vasculaire, etc. L'écoulement peut rester puriforme ou redevenir simplement muqueux;

mais, en général, il diminue de quantité et paraît avoir perdu ses propriétés contagieuses. Le larmoiement est considérable, la sécrétion des glandes de Meïbomius fortement augmentée; la peau des paupières est œdémateuse.

Tel est, en général, le tableau que présente l'organe dans ce genre d'affections; mais, chaque individu pouvant présenter ces altérations ou variées ou incomplètes, on conçoit qu'une peinture semblable des phénomènes qui accompagnent l'ophthalmie a bien peu de valeur : elle n'est cependant pas tout à fait inutile, en ce qu'elle tend à fixer l'examen sur certains organes et certaines altérations.

Symptômes généraux; subjectifs. — La douleur, en général, fait place à de la gêne, à de l'embarras dans les fonctions visuelles; le larmoiement continue, et la lumière un peu vive est désagréable au malade. Les organes respiratoires, circulatoires et digestifs ne se ressentent en rien de la maladie oculaire, qui semble tout à fait localisée; et c'est un sujet d'étonnement pour quelques-uns des médecins qui ont étudié ces maladies, que de voir un retentissement aussi peu marqué se manifester dans l'économie, même quand l'œil présentait des altérations chroniques profondes.

Mais de tous ces phénomènes, celui qui domine,

celui qui a le plus d'importance, celui sur lequel on a le plus appelé l'attention dans ces derniers temps, celui enfin auquel paraît se lier d'une manière étroite pour quelques observateurs l'histoire de l'ophthalmie purulente chronique, c'est l'existence ou plutôt la permanence de l'état granuleux simple ou dans ses variétés. Nous verrons bientôt, en parlant du traitement, que, là encore, l'importance et le nombre des travaux sur ce point de doctrine n'ont pas été moindres.

Pour la majorité des médecins qui ont étudié l'ophthalmie des armées dans ces derniers temps, et M. Lutens en particulier, auquel la science est redevable de deux mémoires très-bien faits sur la granulation palpébrale (1), l'existence de ces altérations, même à un très-léger degré, est une cause certaine, inévitable de récidive : nouvelles doctrines que je ne cherche ni à combattre ni à admettre, encore moins à juger, me contentant de ce qui a été dit plus haut de l'influence fâcheuse qu'exercent les granulations palpébrales sur la cornée et sur les fonctions oculaires. L'état chronique peut durer toute la vie : M. Carron du Villards dit avoir vu, aux Invalides et à Greenwich, des *granulés* provenant de l'expédition d'Égypte.

Ici se termine ce que j'avais à dire sur la sym-

---

(1) *Considérations sur le traitement des granulations ;* Gand.

ptomatologie des ophthalmies purulentes. Nous
avons puisé, dans l'étude isolée de chacune des
maladies qui constituent cette classe d'affections,
quelques lumières pour indiquer leurs différences
entre elles, différences souvent bien peu tranchées,
diagnostic difficile à établir, et pour lequel il nous
faudra souvent invoquer des éléments divers :
essayons cependant.

Diagnostic différentiel

ENTRE LES DIFFÉRENTES FORMES D'OPHTHALMIES PURULENTES.

Gonorrhoïque.	Des nouveau-nés.	Égyptienne.
En tout temps et en tout lieu, plus souvent chez les hommes que chez les femmes ; dans la plupart des cas, on observe un écoulement génital.	A certaines époques et dans certaines conditions hygiéniques, telles que l'encombrement des enfants, les salles mal aérées, etc.	A certaines époques, sous les latitudes les plus variées, dans tous les climats ; sévit sur les rassemblements d'hommes, soit à terre, soit en mer.
Tous les âges.	Les nouveau-nés et les très-jeunes enfants.	Principalement les adultes, et presque toujours les hommes réunis.
Éminemment contagieuse.	Contagieuse.	Contagieuse.
N'atteint en général qu'un œil.	Atteint le plus souvent les deux yeux.	Atteint souvent les deux yeux.
Commence le plus souvent par la conjonctive oculaire.	Commence par la conjonctive palpébrale.	Débute par la conjonctive palpébrale.
Marche avec une rapidité considérable ; symptômes généraux les plus violents.	Parcourt ses périodes assez régulièrement ; symptômes assez marqués.	Parcourt ses périodes sans présenter une acuité de symptômes objectifs et subjectifs aussi grands que l'ophthalmie gonorrhoïque.
Détermine le plus souvent la perte de l'organe.	Détermine moins souvent la perte de l'œil.	Amène bien moins souvent la perte de l'œil.
Granulation.	Granulation.	Granulation.
Écoulement mucoso-purulent.	Écoulement d'abord muqueux, séreux, puis puriforme.	Écoulement purulent moins caractérisé que dans la première forme.
Plus rarement modifiée par le traitement.	Souvent modifiée par le traitement ?	Plus souvent modifiée par le traitement ?

CHAPITRE V.

TRAITEMENT DES OPHTHALMIES PURULENTES.

Jamais, peut-être, aucun point de doctrine ne fut autant controversé que celui qui va faire le sujet de ce chapitre ; et si, dans le cours de cette étude, nous nous sommes trouvé souvent en d'extrêmes perplexités au sujet de bien des points en litige dans l'histoire des ophthalmies purulentes, plus que jamais nous allons avoir à subir ici les mêmes difficultés, les mêmes contradictions, en présence de l'indécision qui règne encore à cette heure sur la valeur plus ou moins grande de telle ou telle thérapeutique.

Au milieu de ce chaos d'opinions, de remèdes, de doctrines, il sera peut-être possible de saisir quelques indications qui pourront nous guider.

Dans l'aspect général de la maladie, abstraction faite de cause, de pays, d'âge, trois phénomènes apparaissent, constants, communs, inséparables, pathognomoniques :

1° Un état local, qu'on peut appliquer aux phleg-
2° Un état général, masies.
3° Des altérations anatomiques concomitantes ou consécutives.

Des indications thérapeutiques découlent de ces symptômes ; et, après avoir lu et soigneusement étudié ce qui a été écrit sur le traitement de ces maladies, nous dirons avec Mackenzie que le traitement qui réussit le mieux consiste dans l'emploi des antiphlogistiques d'une part, et des astringents d'autre part. On ne doit négliger ni l'un ni l'autre de ces deux ordres de moyens ; il faut les employer tous deux avec soin.

Les altérations consécutives, quant à celles qui peuvent réclamer l'intervention de la chirurgie, comme le léucôme, l'ectropion, la cataracte, etc., ne doivent pas nous occuper ici ; nous ne comprendrons dans ce chapitre que les granulations et les autres affections aiguës ou chroniques de la conjonctive, qu'on voit accompagner toujours, ou dans le plus grand nombre des cas, les ophthalmies purulentes, tels que le pannus, le ptérygion, etc.

Mais cette règle de traitement, exacte quant à son principe, devra être modifiée, bien entendu, suivant l'âge, les forces des malades, et la gravité de la maladie ; quelques formes particulières nécessiteront même, comme nous le verrons plus loin, des changements plus ou moins complets dans son application.

Chez les adultes, que je prendrai pour type de l'exposé de ce traitement, toute ophthalmie purulente sera soumise à la thérapeutique dont nous allons exposer les détails, et qu'on peut diviser en deux parties.

1° Une médication générale ou dynamique;

2° Une médication locale ou topique.

Enfin, certaines conditions de ces maladies, certains modes des développements que nous y avons reconnus, pouvant faire espérer que des soins hygiéniques ou des précautions sanitaires en arrêteront la naissance ou la marche, il convient d'ajouter à l'ensemble du traitement médical un exposé des divers moyens prophylactiques qui ont été proposés par les auteurs dont les principes et les travaux nous ont servi de guides, à défaut d'expérience, pendant le cours de ce travail.

Traitement général ou dynamique.

Saignée veineuse jusqu'à la syncope; artériotomie; sangsues à la tempe ou à l'apophyse mastoïde, à la face interne des paupières, ou appliquées en permanence, d'après la méthode de M. Gama, pour les plaies de tête; ventouses scarifiées.

L'état du pouls doit être interrogé avec soin; car des saignées trop abondantes affaiblissent le malade, et, suivant Mackenzie, peuvent favoriser la désorganisation de l'œil. Ces pertes sanguines doivent être faites au début de la maladie, le plus hardiment possible et sans le moindre retard, dans

une des formes de ces maladies, l'ophthalmie gonorrhoïque.

Chez les enfants, on pourra appliquer une
sangsue ou deux à la région temporale; mais chez
eux, on aura plutôt recours, comme moyen d'évacuation du système vasculaire, à l'emploi des scarifications sur la conjonctive.

Ces scarifications devront, chez les adultes, accompagner les émissions sanguines générales, et
on devra y revenir sans crainte tous les deux ou
trois jours, soit en incisant les bourrelets chémo-
siques, oculaires ou palpébraux, soit en les excisant
d'après le procédé de M. Tyrrell. En se comportant
ainsi, deux indications sont remplies : 1° une saignée locale abondante est pratiquée; 2° on sait que
la plupart des médecins, considérant la perforation
de la cornée ou sa rupture comme produite par la
gangrène dont se trouve frappée cette membrane,
à la suite de l'étranglement que le chémosis amène
dans ses vaisseaux de nutrition, regardaient cette
opération comme un débridement, et un moyen
de détruire les obstacles à la circulation cornéale.
Sanson, s'emparant de cette idée, la propagea et
la couvrit de l'autorité de son nom et de son expérience; il y ajouta la cautérisation annulaire péri-
cornéale, et l'application du nitrate d'argent sur
les surfaces excisées. Des succès incontestables et
incontestés sont dus à cette méthode.

Mackenzie va plus loin encore comme hardiesse dans la pratique de l'excision : il n'hésite pas à conseiller de retrancher tout le bourrelet chémosique qui vient faire hernie entre les paupières. « Cette opération , ajoute-t-il , est le moyen le plus efficace que je connaisse pour combattre la maladie. »

Cependant, il semble qu'une certaine réserve doive être apportée dans la pratique de cette opération ; car, dans l'état de gonflement où se trouve la conjonctive , il est impossible d'apprécier quelle est la quantité qui peut être retranchée sans courir le danger de faire naître un entropion ou un trichiasis, quand les membranes seront revenues à leur étendue ordinaire.

Le malade doit rester en repos dans un appartement bien aéré et soustrait à la lumière, et être soumis, du reste, au régime convenable à toutes les affections graves : diète, boissons délayantes, etc.

Les purgatifs peuvent être associés aux saignées, et paraissent avoir non-seulement une action révulsive, mais encore une action dynamique ou hyposthénisante sur l'affection oculaire : certains états de la langue et des voies digestives en indiquent l'emploi, et le médecin se guidera sur ces complications. De tous les purgatifs employés en Allemagne et en Angleterre, nous pensons que l'eau de Sedlitz ou l'huile de ricin sont ceux qui conviennent le mieux.

Les émétiques à dose vomitive, et administrés coup sur coup, ont été vantés par quelques-uns, M. Jourdain, entre autres (1); mais leur emploi ne s'est pas répandu : ils doivent avoir l'inconvénient de congestionner encore plus la tête par les efforts qu'ils amènent.

Le copahu et le cubèbe ont été recommandés par MM. Roux et Velpeau, dans l'ophthalmie gonorrhoïque; enfin, Beer, Ritcher, et autres, ont conseillé, dans la même affection, de rappeler l'écoulement uréthral : nous avons vu qu'il n'était pas suspendu, c'est tout dire.

Des pédiluves sinapisés, en ayant bien soin de garantir les yeux contre l'action de l'huile essentielle de moutarde qui s'évapore, et quelques boissons diaphorétiques, seront associés avec avantage aux moyens précédents.

Les Anglais vantent beaucoup le calomel uni à l'opium; Mackenzie l'administre jusqu'à salivation, et se loue beaucoup de son emploi.

Dans l'ophthalmie des nouveau-nés, les moyens généraux perdent beaucoup de leur importance; c'est chez eux que les moyens locaux que nous allons avoir à développer sont le plus souvent suivis de succès, et quelquefois même héroïques.

Leur prééminence, à cet âge, ressort tout à fait

----

(1) Séance de l'Académie de médecine, 26 novembre 1839.

et de l'expérience générale et d'une discussion qui eut lieu à l'Académie de médecine au sujet du mémoire de M. Caffe sur l'ophthalmie purulente des armées; discussion où MM. P. Dubois, Baron, Velpeau, s'accordèrent pour citer des succès à peu près constamment obtenus à l'aide de ces moyens (1).

Traitement local ou topique.

Quelle que soit l'énergie des moyens antiphlogistiques généraux, quelle que soit la précision et l'à-propos de leur emploi, il résulte de l'observation journalière que, seuls, ils sont le plus souvent impuissants pour entraver la marche de la maladie et arrêter ses ravages. L'unanimité est donc à peu près acquise à l'opinion rapportée plus haut, savoir : que la seule chance de salut est dans la combinaison rigoureuse et rapide des deux modes de traitement; je dirai plus, c'est que si une des deux médications, isolée, pouvait amener quelque succès, ce serait encore par la médication topique seule que, suivant MM. Kennedy et Ireland, l'ophthalmie des enfants pourrait être *jugulée*, comme on dit à présent. M. Dequevauviller nous apprend la même chose, et M. Velpeau va plus loin encore : ne se

---

(1) *Annales d'oculistique*, t. II, p. 104.

contentant pas de regarder la médication topique comme seulement applicable au jeune âge, et abandonnant l'excision ou l'incision, il adopte l'emploi de la dissolution concentrée du nitrate d'argent (2 gr. sur 30 gr. d'eau), et regarde cette méthode comme la plus puissante et la plus efficace de toutes celles que la thérapeutique possède pour combattre les accidents qu'entraînent les ophthalmies purulentes, gonorrhoïques ou autres. Quelques observations qui vont suivre, tirées de la clinique de M. Velpeau, nous démontreront ses succès, et en même temps nous serviront de guide dans l'administration du médicament et dans le traitement à suivre en pareil cas (1).

Observations de traitement d'ophthalmies purulentes par la solution concentrée de nitrate d'argent.

Obs. I. — Élisa Bonnet, âgée de vingt-trois ans, domestique, entra à l'hôpital le 27 novembre 1839. Cette femme est d'une constitution moyenne, tempérament sanguin, habituellement bien portante, ayant toujours été bien réglée. Il y a cinq jours, elle commença à ressentir (sans cause connue) une douleur, une démangeaison dans l'œil droit; le lendemain, cet œil était très-rouge, et la douleur avait augmenté; l'œil gauche devint également malade; depuis ce moment, la maladie a continué à marcher; la douleur est devenue plus vive : il est survenu de la photophobie et un peu de larmoiement.

____

(1) *Gaz. méd.*, 1842, p. 216.

Le 28, à la visite du matin, la malade est dans l'état suivant : les paupières sont rouges et fermées ; elle ne les ouvre que très-difficilement. Les cils sont collés et couverts, ainsi que le bord libre des paupières, d'un pus épais, verdâtre et abondant. La conjonctive des deux yeux est rouge, boursouflée, présente quelques granulations, et est couverte d'une couche purulente verdâtre. Le chémosis est plus considérable à droite qu'à gauche, et la conjonctive forme autour de la cornée un bourrelet très-saillant, du côté droit surtout. La cornée a conservé sa transparence normale. La malade se plaint de douleurs dans toute la partie antérieure de la tête. Le pouls est mou, peu fréquent, sans réaction.

On met dans les yeux de la malade de la solution de nitrate d'argent à demi-gros par once d'eau, deux fois par jour. Elle va prendre une bouteille d'eau de Sedlitz ; diète.

Le 29, la malade va mieux : elle dit que les yeux lui font moins mal ; le boursouflement de la conjonctive a diminué ; la sécrétion purulente est beaucoup moins abondante ; les douleurs de la tête sont beaucoup moins vives : la bouteille d'eau de Sedlitz n'a produit que trois selles.

On continue la solution à demi-gros deux fois par jour ; on donne le quart d'aliments.

Le 30, le mieux est beaucoup plus marqué ; la sécrétion purulente a disparu ; il n'y a même plus de chémosis. Même traitement.

Le 1ᵉʳ décembre, la malade est presque guérie ; il ne lui reste plus qu'un peu de rougeur de la conjonctive.

Le 3, la malade sort : elle est tout à fait guérie.

Obs. II. — Marie Darvilliers, âgée de seize ans, couturière, entre à l'hôpital le 16 novembre 1839. Cette malade est d'une constitution moyenne ; tempérament lymphatique ; elle n'est pas encore réglée ; elle dit que depuis dix-huit mois elle a toujours eu un peu mal aux yeux, ce qui ne l'empêchait pas de travailler. Il y a six jours, elle commença à ressentir dans l'œil gauche une douleur vive, avec prurit incommode ; le lendemain, les paupières étaient rouges et gonflées ; le surlendemain, la douleur et le gonflement avaient beaucoup augmenté, et la malade ne pouvait plus ouvrir les paupières, qui étaient fortement collées ; depuis hier il s'en écoule une assez grande quantité de pus.

Le 17, à la visite du matin, la malade est dans l'état suivant : les paupières de l'œil gauche sont gonflées, rouges, luisantes ; les cils sont imprégnés et collés par un pus épais, verdâtre, dont une certaine quantité coule sur la joue ; la conjonctive est d'un rouge vif, boursouflée, couverte d'une couche purulente, et forme autour de la cornée un bourrelet très-épais ; la cornée offre une légère teinte verdâtre ; l'œil droit ne présente rien d'anormal, qu'une conjonctivite très-légère.

On met dans l'œil gauche de la solution de nitrate d'argent à un demi-gros deux fois par jour.

Le 18, la malade est beaucoup mieux ; le chémosis est moins considérable ; la sécrétion purulente moins abondante. On continue le même traitement.

Le 19, le mieux continue ; la sécrétition purulente a beaucoup diminué ; on continue la solution à un demi-gros.

Le 20, la sécrétion purulente a tout à fait cessé, la conjonctive est moins rouge, moins boursouflée ; mais les paupières restent rouges et gonflées.

Le 21, il n'y a plus de chémosis ; mais la rougeur et le gonflement des paupières persistent.

On cesse la solution de nitrate d'argent, et on lotionne les paupières avec de l'eau de guimauve.

Le 23, le gonflement des paupières a un peu diminué ; mais on aperçoit un petit ulcère sur le bord de la cornée, il y a larmoiement et photophobie avec vascularisation kératidienne de la conjonctive. On met dans l'œil de la solution de nitrate d'argent à 1 grain.

Le 28, il n'y a pas de changement bien notable, c'est-à-dire qu'il reste à la malade une kératite ulcéreuse assez légère, que l'on combat par les moyens ordinaires (nitrate d'argent à 1 grain , vésicatoire au-dessus de l'orbite).

Obs. III. — Kraft (Jean), âgé de cinquante et un ans, tailleur, entre à l'hôpital le 22 novembre 1839. Ce malade est d'une constitution moyenne, mais détériorée ; depuis plusieurs années, il a les yeux un peu rouges : il y a quinze jours, il y ressentit tout à coup une douleur assez vive, accompagnée de picotements. Le lendemain, ses yeux étaient injectés et beaucoup plus rouges qu'à l'ordinaire, il y avait un larmoiement assez abondant. Ces symptômes sont restés à peu près stationnaires jusqu'à il y a quatre jours ; mais, depuis ce moment, ils se sont beaucoup aggravés : la conjonctive est devenue d'un rouge vif, et s'est légèrement boursouflée ; les douleurs sont devenues plus vives, et, depuis deux jours, le malade y voit à peine pour se conduire.

Le 23, à la visite, il est dans l'état suivant : la conjonctive palpébrale et oculaire est d'un rouge vif très-intense ; elle est recouverte d'une couche purulente, et présente un peu de boursouflement, ou des granulations nombreuses, le bord libre des paupières est également rouge, enflammé, et bordé de croûtes fournies par le pus desséché. On met dans les yeux de ce malade, de la solution de nitrate d'argent à un demi-gros. On lui donne le quart d'aliments.

Le 24, il n'y a pas de changement notable, on continue la solution à la même dose.

Le 25, le malade est mieux, la conjonctive est moins rouge, la sécrétion de pus moins abondante ; on suspend le traitement.

Le 26, on met de nouveau de la solution à un demi-gros, on alterne ainsi jusqu'au 29. Ce jour-là, le malade est beaucoup mieux ; la sécrétion purulente a tout à fait disparu ; la rougeur de la conjonctive a beaucoup diminué.

Le 2 décembre, le malade sort. La conjonctive purulente a tout à fait disparu ; il ne lui reste plus que quelques granulations anciennes sur la conjonctive palpébrale, et une injection très-légère de la conjonctive oculaire.

Obs. IV. — Meuter, âgé de vingt-trois ans, tailleur, entre à l'hôpital le 20 novembre 1839 : ce malade est d'une constitution moyenne, tempérament un peu lymphatique. Il y a deux ans et demi, il eut une blennorrhagie qui lui dura cinq à six mois : il a contracté, il y a trois semaines, une blennorrhagie, à laquelle il n'a rien fait, et qui existe encore aujourd'hui. Il y a trois jours, il commença à ressentir, sans cause connue, une douleur et de légers picotements dans l'œil gauche. Avant-hier matin, les paupières étaient tellement gonflées, que le malade ne pouvait les écarter ; ce jour-là, l'œil droit devint également malade, et la maladie suivit la même marche qu'à l'œil gauche. Hier, les symptômes sont aggravés.

Aujourd'hui 21, le malade est dans l'état suivant : les paupières des deux yeux sont rouges et très-gonflées ; le malade ne peut les écarter ; un pus blanc, épais, légèrement verdâtre, s'en écoule continuellement, les cils en sont remplis, et les joues du malade en sont couvertes ; la conjonctive palpébrale et oculaire est rouge, boursouflée ; elle est couverte du pus qu'elle sécrète sans cesse, et forme autour de la cornée un bourrelet très-épais qui recouvre presque la moitié de cette membrane. La cornée est encore nette et sans opacité ; le malade se plaint de douleurs dans toute la partie antérieure de la tête. Il n'y a pas de réaction ; le pouls est mou, dépressible, et donne 75 pulsations. Prescription : une saignée de 4 palettes ; solution de nitrate d'argent à un demi-gros (dans les yeux), deux fois par jour ; frictionner le bord libre des paupières avec de la pommade au nitrate d'argent, également à un demi-gros, à prendre dans la journée.

Le 22, le chémosis est un peu diminué, surtout à droite ;

la suppuration est moins abondante, mais la cornée de l'œil gauche commence à se prendre; une tache purulente, d'une forme semi-lunaire à convexité tournée en haut, en occupe le tiers inférieur; les douleurs sus - orbitaires ont augmenté. Deux saignées, une le matin, une le soir; lotionner largement les yeux avec la solution de nitrate d'argent à 1 grain; 16 grains de calomel avec 2 grains d'extrait de thébaïque à prendre en 8 paquets. On supprime le copahu et cubèbe.

Le 23, il n'y a pas de changement bien notable; cependant la suppuration paraît moins abondante. Les douleurs sus-orbitaires sont moins vives. L'abcès qui envahissait la cornée ne s'est pas étendu. Une saignée de 4 palettes, 20 saugsues aux mastoïdes; 12 grains de calomel avec 2 grains d'extrait de thébaïque en 6 paquets; lotionner les yeux avec la solution de nitrate d'argent à 1 grain.

Le 24, le malade est pis; la cornée du côté gauche est presque entièrement envahie par le pus; elle est complétement opaque dans ses deux tiers inférieurs, elle est ramollie et sur le point de se perforer à son centre; la suppuration est plus abondante. Solution de nitrate d'argent à un demi-gros, deux fois par jour, dans les deux yeux; 12 grains de calomel en 6 paquets.

Le 25, il y a un mieux très-marqué. La suppuration est moins abondante; le chémosis a diminué; la cornée de l'œil gauche est moins opaque, et semble se raffermir. Le malade se plaint d'avoir mal à la bouche. Il n'y a point de salivation. On continue la solution de nitrate d'argent à un demi-gros; on cesse le calomel, et on donne le mélange de copahu et de cubèbe.

Le 26, le mieux continue; le boursouflement de la conjonctive a beaucoup diminué des deux côtés; la suppuration a presque cessé; la résorption du pus, qui infiltrait la cornée du côté gauche, continue à s'effectuer. Même traitement.

Le 27, le chémosis a disparu; la suppuration a cessé;

.l'opacité de la cornée du côté gauche a diminué, excepté à son centre, où il est resté un grumeau de pus infiltré entre ses lames et faisant saillie au dehors. Il y a synichie antérieure très-prononcée. La cornée du côté droit est parfaitement nette, et le malade y voit bien de cet œil. On continue le même traitement.

Le 30, le grumeau qui occupait le centre de la cornée gauche a disparu, et fait place à un ulcère profond à travers lequel s'engage une petite portion de l'iris. La synichie persiste.

Le 4 décembre, l'œil droit est tout à fait guéri; l'opacité du côté gauche diminue de plus en plus; la hernie de l'iris reste dans le même état, elle a environ le volume d'une grosse tête d'épingle. On établit la compression sur l'œil au moyen d'un monocle.

Le 6, on lève le bandage; le myocéphalon a disparu, il ne reste plus qu'un ulcère qui commence à se cicatriser. La conjonctive, de ce côté, conserve la vascularisation ordinaire à la kératite. La blennorrhagie, dont le malade était affecté, existe encore. On continue le mélange de copahu et de cubèbe, et on met de la solution de nitrate d'argent à 1 grain dans l'œil gauche.

Le 9, la cornée de l'œil gauche s'éclaircit de plus en plus; l'ulcère continue à se cicatriser. La blennorrhagie a disparu. On continue le nitrate d'argent à 1 grain, et le mélange de copahu et de cubèbe.

Le 12, le malade sort. L'ulcère n'est pas encore cicatrisé mais il est beaucoup moins profond. La vascularisation de la conjonctive a beaucoup diminué. L'opacité de la cornée a presque disparu, il ne reste plus qu'un peu de suffusion dans sa moitié inférieure; les adhérences de l'iris avec la cornée commencent à se rompre, et la synichie est beaucoup moins prononcée. Le malade ne voit pas assez de cet œil pour déterminer la forme des objets, mais il distingue facilement le jour de la nuit; l'œil droit est complétement guéri, et la vision de ce côté est parfaitement nette.

M. Degousée (1) combine avec un succès constant, dit-il, les mouchetures de la conjonctive et la cautérisation avec le nitrate d'argent solide.

Les émollients paraissent devoir être rejetés, dans la presque généralité des cas, du nombre des remèdes locaux à employer contre l'affection qui nous occupe ; M. Villeneuve, cependant, s'est constitué leur défenseur.

L'œil doit être entouré des soins de propreté les plus minutieux ; et je tiens de l'expérience de M. Rognetta, qu'une irrigation continue d'eau froide lui a procuré plusieurs succès. Saunders et Mackenzie recommandent de laver l'œil très-souvent avec la dissolution suivante, employée tiède :

Eau.	250 gram.
Sublimé.	5 cent.
Sel ammoniac. . .	30 cent.
Vin d'opium. . . .	8 gram.

Mais le nitrate d'argent solide, et mieux encore sa dissolution, sont les meilleurs moyens de produire la contraction des vaisseaux enflammés ou congestionnés, et d'arrêter ou de diminuer l'écoulement. On a beaucoup varié dans la force à donner à cette dissolution, qui a été portée depuis 5 cen-

---

(1) *Gaz. méd.*, 1840, p. 216.

tigrammes jusqu'à 4 gram. pour 32 gram. d'eau. Ridgway préconise le collyre qui en contient un demi-gramme par 32 gram. d'eau. On se gouvernera d'après l'état de boursouflement de la conjonctive, l'ancienneté de la maladie et l'âge du sujet; ne perdant pas de vue ce point important, c'est que, dans l'ophthalmie gonorrhoïque, le traitement doit être plus actif encore que dans les autres.

On ne se bornera pas à une seule application du collyre caustique, et la méthode ectrotique doit être appliquée dans toute sa sévérité; les cautérisations seront répétées tous les jours ou tous les deux jours.

Comment expliquer cette action du nitrate d'argent? Est-il caustique ou spécifique? Agit-il par contraction sur les vaisseaux, comme astringent, ou imprime-t-il à la maladie un caractère nouveau? Ce point restera longtemps en litige; il vaut mieux admettre, avec M. le professeur Blandin (1), que ce corps modifie la vitalité des tissus par une réaction inconnue dans son principe, mais dont l'existence ne peut être mise en doute, et qui paraît plus évidente encore sur les membranes muqueuses que sur les autres organes.

____

(1) Clinique de l'Hôtel-Dieu, 2 avril 1840, et *Gazette médicale*, 1840, p. 157.

On ajoutera avec avantage à ces moyens des frictions sur le bord des paupières avec la pommade au nitrate d'argent ou au précipité rouge. Des onctions d'onguent mercuriel belladoné sur la face cutanée des paupières et le tour de l'orbite seront aussi très-utiles; car, en même temps qu'elles calmeront les douleurs, souvent extrêmes, par les propriétés narcotiques qu'il emprunte à la belladone, celle-ci aura de plus une action sur la pupille, action qui remplira une des indications du traitement, savoir : d'empêcher les adhérences de l'iris.

On a regardé les douleurs atroces qui accompagnent l'ophthalmie purulente comme causées par la compression de la rétine par les humeurs de l'œil, et alors on a proposé la ponction de l'organe et l'évacuation de l'humeur aqueuse; on espère aussi, par là, prévenir la rupture de la cornée. Mac Gregor et M. Reybard, qui se déclarent les partisans de cette opération, en ont retiré, disent-ils, de grands succès.

On a conseillé aussi le laudanum en collyre: Dupuytren et M. Breschet avaient adopté cette pratique.

Je ne parlerai pas des vapeurs acides ou alcalines, des fumigations émollientes toniques, balsamiques, qu'on a préconisées dans le traitement de ces maladies : elles ne paraissent avoir jamais eu une grande valeur, et, au contraire, elles doivent tendre à congestionner l'œil.

Il n'en est pas ainsi de ce qu'il me reste à dire du calomel en poudre insufflé dans l'œil, qui paraît avoir une influence assez heureuse et assez marquée sur le traitement des ophthalmies purulentes. Ce moyen est indiqué dans plusieurs ouvrages, et je lis en ce moment, dans un journal de médecine, que le docteur Lauer, de Berlin, guérit, dans l'espace de quatre à douze jours, l'ophthalmie purulente chez les enfants, en saupoudrant leurs yeux deux ou trois fois par jour avec du calomel en poudre impalpable. Notons, enfin, que la compression paraît avoir amené quelques succès entre les mains de M. Piorry, qui en vante beaucoup les effets, et la regarda comme héroïque en 1832, lors de l'épidémie d'ophthalmie purulente qui sévit à la maison de refuge.

Ici se borne à peu près tout ce qu'il y a de pratique à dire sur le traitement de l'ophthalmie purulente, franche ou aiguë ; l'état chronique nécessitera d'insister sur les moyens caustiques, tout en étudiant l'état général, qui pourra réclamer tantôt des excitants, tantôt des toniques, tantôt même les antiphlogistiques. La thérapeutique, non plus que la médecine, n'est pas une; elle est variée comme l'organisme auquel elle s'applique.

Passons à l'exposé des moyens qui ont été proposés pour combattre les altérations qu'on rencontre à la suite de l'ophthalmie purulente, altérations que nous avons classées sous le titre de *concomitantes* ou *consécutives*, et qui ne sont que des modifications organiques de la conjonctive, suite de son inflammation.

Traitement des granulations. — Lors de l'épidémie d'ophthalmie purulente qui ravagea la Belgique, les médecins de ce pays, frappés du nombre considérable de récidives, et reconnaissant à l'existence des granulations une influence directe sur la reproduction de la maladie, se sont occupés avec soin de la recherche d'un mode de traitement efficace; mais il s'en faut de beaucoup que leurs efforts aient été couronnés d'un succès constant, et les variations entre les opinions n'ont pas été moins grandes et moins nombreuses sur ce point de doctrine que sur tant d'autres, où nous les avons déjà vues si diverses.

MM. Degousée, Fallot, Lutens, Varlez, Carron du Villards, admettent que dans les granulations résident le germe, le principe et la maladie, et qu'elles doivent être attaquées sans retard et par tous les moyens chirurgicaux et résolutifs possibles; tandis que d'autres médecins pensent que les granulations sont tout simplement un symptôme de la phlegmasie sur-aiguë ou prolongée des muqueuses, et qu'elles ne constituent qu'un épiphénomène sans importance. De là naturellement ressortent deux modes de thérapeutique : l'un, qui consiste dans des soins hygiéniques, dans la temporisation et dans l'emploi de quelques moyens résolutifs; l'autre, tout chirurgical, actif, pressant, comme je le disais tout à l'heure.

Tant de faits et d'observations de récidive, rapportés par MM. Degousée, Lutens, Varlez, Decondé, viennent appuyer la première opinion, que nous considérerons les granulations palpébrales comme un état pathologique important, dangereux, et contre lequel doivent être déployées toutes les ressources de l'art.

Dans les cas simples, quand les granulations sont petites, légères, quelques pommades faiblement cathérétiques peuvent suffire : celle au précipité blanc, celle de tuthie, l'onguent noir de Guthrie, des lotions alumineuses, des collyres au sulfate de cuivre, à l'acétate de plomb, au nitrate de cadmium, au nitrate d'argent, pourront trouver leur emploi. La pierre divine, l'alun calciné, le nitrate d'argent solide, pourront être à leur tour employés avec succès; l'acide acétique affaibli, le suc de citron, dont les Orientaux font usage, paraissent aussi avoir, dans le cas qui nous occupe, des résultats favorables; quelques révulsifs sur le canal intestinal, des frictions avec les pommades iodurées sur les paupières, ne pourront que faciliter l'action des autres moyens locaux.

Mais quand les granulations sont bien tranchées, quand elles sont considérables et comme sarcomateuses, les ciseaux ou le scalpel doivent en faire justice ; après quoi on touchera les paupières avec la pierre infernale, ou la teinture d'opium, ou le sulfate de cuivre, sans négliger non plus la révulsion intestinale. M. Fallot préfère dans tous les cas la cautérisation avec le nitrate d'argent solide. Tous ces moyens thérapeutiques doivent être accompagnés des soins de propreté les plus minutieux, et le malade placé dans les circonstances hygiéniques les plus convenables.

Malgré cette riche thérapeutique, le dernier mot n'est pas dit encore sur la meilleure voie à suivre dans le traitement des granulations palpébrales. Les expériences tentées pendant la durée de l'ophthalmie en Belgique n'ont pas résolu la question ; et tandis que MM. Lutens et Decondé excisent dans la majorité des cas, M. Cunier cautérise le plus souvent, et M. Vecht cautérise toujours, chacun invoquant la supériorité de sa pratique. Cependant le théâtre de leurs travaux était le même, et jamais les circonstances n'avaient, en apparence, été plus favorables pour résoudre la question.

Il semble que la cautérisation guérira les gra-

nulations légères ; tandis que celles qui sont nom
breuses, réunies en masses, pédiculées, sarcomateuses, donnant lieu à un écoulement puriforme
abondant, devront être excisées en ne déterminant
pas toutefois de perte de substance trop considérable à la conjonctive, dans la crainte d'un entropion ou d'un trichiasis consécutif.

J'ai omis à dessein une foule de sous-procédés
et de médicaments aussi nombreux qu'insignifiants,
qui ont été indiqués contre cette maladie.

Pannus. — On appelle ainsi le gonflement vasculaire de la muqueuse kérato-conjonctivale : de là
le nom de *télangieclasie*, qui a été donné par certains auteurs à cette maladie. Elle est tantôt légère,
bornée à une simple vascularisation ; tantôt grave,
constituée par une foule innombrable de petits
vaisseaux qui s'entre-croisent entre eux, et donnent
à l'œil l'aspect d'une végétation, d'une hypersarcose.

On a expliqué le mécanisme et la production du
pannus par le frottement longtemps répété des
granulations de la conjonctive palpébrale sur la
cornée (1) ; c'est, dans ce cas, le pannus post-
purulent de M. Tyrrell, qu'il faut distinguer du
pannus scrofuleux, bien plus rebelle et d'une étiologie toute autre.

---

(1) Velpeau, *Maladies des yeux*, p. 162.

Le traitement des granulations s'applique au traitement du pannus : cautérisation, excision, scarification. Les moyens généraux, d'après M. Velpeau, paraissent ici jouer un rôle plus important que dans le traitement des granulations : parmi ces moyens, les purgatifs sont ceux qui ont eu le plus de succès.

Ptérygion. — On appelle ainsi une végétation membraneuse et presque triangulaire qui se forme à la surface de l'œil malade, et à laquelle il faut, je crois, rattacher une altération particulière, observée et décrite par Larrey, pendant sa campagne d'Égypte (1). Elle consistait, chez les hommes et les animaux qui avaient été atteints d'ophthalmie, en une espèce d'onglet susceptible de s'épaissir et de devenir membraneux et corné : caractère propre au ptérygion des auteurs.

Son traitement consiste exclusivement dans l'excision de la masse morbide : Scarpa le disséquait, Demours l'excisait d'un seul coup ; d'autres enfin, Riberi, Boyer, Middlemore, combinant la dissection et l'excision, arrivaient au même but.

Opacités parcellaires de la cornée. — Des collyres, des poudres, le calomel, le sucre candi, la

---

(1) *Clinique chirurgicale*, tome 1, p. 394.

tuthie, l'huile de foie de morue, l'huile de noix, peuvent triompher de cette affection, qui trouverait peut-être encore sa guérison dans l'abrasion de la cornée, comme les travaux de M. Malgaigne peuvent en faire concevoir l'espérance.

Il me resterait bien encore, si je voulais faire de l'ophthalmologie *à l'allemande*, d'autres altérations à décrire : ainsi, le tylosis, le trachoma, l'unguecula, le sycosis, le pinguecula, devraient prendre rang dans ce travail ; il me faudrait mentionner les différents cercles vasculaires qui environnent la cornée et traduisent des altérations correspondantes ; les différentes colorations de l'iris, *toutes pathognomoniques* de quelques maladies spécifiques ; les déformations de l'iris, bien *plus caractéristiques* encore, suivant les médecins de l'école voisine : illusion, si elles ne sont pas autre chose, et dont je laisse l'usage comme l'admiration à ceux qui les ont conçues.

Nous bornerons donc là notre étude des modifications pathologiques imprimées par la phlogose ou le principe purulent à la conjonctive oculo-palpébrale, non pas parce que nous regardons les altérations qui viennent de nous occuper comme uniques et caractéristiques de ces ophthalmies, mais parce que ce sont celles qui les accompagnent le plus souvent, et ont une influence plus marquée sur le présent et sur l'avenir des malades.

Traitement prophylactique.

Si la prophylaxie en général peut avoir quelque puissance, ce sera certes en l'appliquant à des maladies où dominent à un haut degré les caractères contagieux, endémiques et épidémiques: aussi la science est-elle riche en projets et en dissertations sur le sujet qui va nous occuper. Malheureusement, les faits ne sont ni aussi nombreux ni aussi évidents.

Chacune des doctrines mises en avant a dû suivre les opinions diverses qui ont régné dans la science au sujet de ces maladies; et tandis que les uns proposaient de grandes et larges mesures hygiéniques, les autres se contentaient d'élargir un col d'uniforme, d'alléger les shakos, et de substituer le cuir noir aux buffleteries des soldats, qui nécessitaient pour leur entretien l'usage de substances terreuses, dont la poussière était pour les yeux une cause *manifeste* d'ophthalmie.

Jetons un coup d'œil rapide sur les moyens prophylactiques les plus rationnels et les plus importants, ceux enfin qui méritent de fixer l'attention, et dont le succès paraît devoir accompagner l'emploi.

Larrey (1) recommande d'éviter avec soin l'im-

----

(1) *Clinique chirurgicale*, tome i, p. 468.

pression directe de la lumière et de la poussière sur les yeux, d'être bien couvert de la tête aux pieds pendant la nuit, et de dormir un bandeau sur les yeux ; de s'éloigner des endroits humides et marécageux, d'entretenir la transpiration, d'éviter l'abus du vin et des liqueurs, et de soutenir les forces de l'estomac par quelques toniques ; enfin, de se laver souvent les yeux et la tête avec de l'eau vinaigrée.

M. Lusardi conseille d'isoler les malades et de les renfermer dans un hôpital spécial, espèce de lazaret situé hors des villes, et d'empêcher qu'ils ne se servent des mêmes linges et des mêmes ustensiles ; les soldats guéris seraient mis ensuite six mois en quarantaine, et divisés suivant la période de leur maladie (1).

MM. Fallot et Varlez recommandent de faire camper les régiments infectés jusqu'à ce que toute maladie ait disparu, et, pendant leur absence, d'assainir les casernes par tous les moyens fumigatoires, d'ouvrir toutes les fenêtres, d'éviter les émanations des latrines, et enfin d'empêcher le lavage à la pompe et tout ce qui peut gêner ou arrêter les fonctions de la peau (2).

A Londres et à Saint-Pétersbourg, on a formé des lazarets où sont enfermés les ophthalmiques.

---

(1) Lusardi, *De l'Ophthalmie contagieuse*, p. 86.
(2) *Recherches sur l'ophthalmie*, p. 172.

Enfin, les hommes seraient placés dans les conditions hygiéniques les meilleures, tant sous le point de vue de l'alimentation que sous celui de l'habitation. Ici les moyens ne font pas défaut pour entretenir dans les réunions d'hommes des circonstances atmosphériques convenables : il résulte des travaux de mon père qu'on peut, par des procédés simples, établir dans quelque lieu que ce soit, caserne, hôpital, magnanerie, un renouvellement constant de l'air, et entraîner ainsi, à mesure qu'elles sont produites, les émanations dangereuses (1).

M. Dequevauviller, avec lequel je suis heureux encore ici de me trouver d'accord, conseille formellement ces précautions, en en faisant ressortir les avantages. J'ajouterai que depuis l'application des recherches de mon père à la construction des magnaneries, on a vu totalement disparaître une maladie éminemment endémique et contagieuse, la muscardine, qui souvent en quelques heures anéantissait toute une récolte.

Pour ce qui est d'une autre forme d'ophthalmie, tous les individus atteints d'écoulements génitaux éviteront, avec la plus scrupuleuse attention, de porter à leurs yeux ou aux yeux des autres les mains qui peuvent avoir été mises en contact avec les parties malades.

---

(1) D'Arcet, *Annales d'hygiène*, t. xxvii, p. 318.

Les enfants, en naissant, seront lavés avec soin, non avec des liquides spiritueux ou alcalins, comme on le fait, mais simplement avec de l'eau tiède, et en prenant le soin scrupuleux de bien absterger les paupières en les entr'ouvrant.

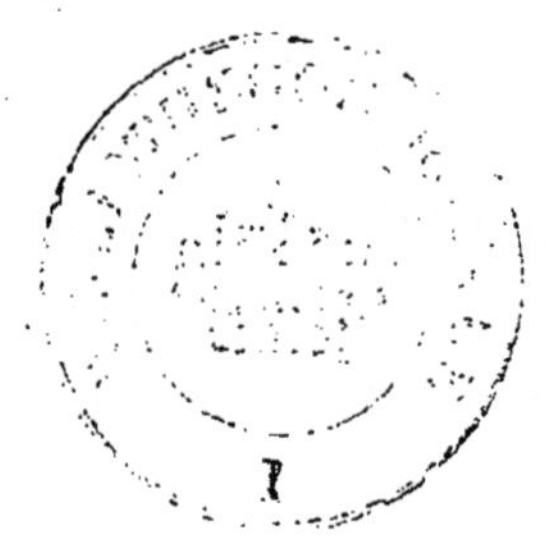